関節・軟部組織注射マニュアル

基本テクニックと診断　原書5版

柴　伸昌・中島敦夫・山﨑隆史　訳

Joint and Soft Tissue Injection
injecting with confidence 5th edition

Trevor Silver

丸善出版

Joint and Soft Tissue Injection

5th edition

by

Trevor Silver

© 2011 Trevor Silver
First edition 1996
Second edition 1999
Third edition 2002
Fourth edition 2007

Trevor Silver has asserted his right under the Copyright, Designs and Patents Act 1998 to be identified as the author of this work.

All rights reserved. No part of this publication may be reproduced, stored in a retrieval system or transmitted, in any form or by any means, electronic, mechanical, photocopying, recording or otherwise, without the prior permission of the copyright owner

　本書は正確な適応症（効能），副作用，および投薬スケジュール・計画が記載されていますが，これらは変更される可能性があります．読者は医薬品の製造販売業者の添付文書をご参照ください．

　本書の著者，編集者，出版社と頒布する者および翻訳者は，その記載内容に関しては最新かつ正確を来すように努めておりますが，読者が本書の情報を利用するに当り，過誤あるいは遺漏あるいはいかなる結果についても責任をもつものではありません．また，出版物の内容に関して明示的又は黙示的ないかなる保証もいたしかねますので，予めご了承下さい．

　本書の著者，編集者，出版社と頒布する者および翻訳者は，この出版物から生じる，身体および／または財産に対するいかなる損傷および／または損害に対していかなる責任も負わないものとします．

Japanese translation published by Maruzen Publishing Co., Ltd., Tokyo.

Japanese translation rights arranged with Radcliffe Publishing Limited through Japan UNI Agency, Inc., Tokyo.

本書は Radcliffe Publishing Limited の正式翻訳許可を得たものである．

Printed in Japan

訳者まえがき

　2010年の国民生活基礎調査の概況で，世帯員の健康状況の自覚症状の状況では，約3人に1人は何らかの症状があるという．その内訳は，男性では1位が腰痛，2位が肩こり，3位が鼻汁・鼻づまり，女性では1位が肩こり，2位が腰痛，3位が手足の関節痛，であった．これは，いかに運動器に関する主訴，特に痛みに関するものが多いかを表している．痛みは患者のQOLを左右する重要な兆候で，第5のバイタルサインとよばれるようになり，痛み出現の予防や，出現した痛みの軽減を図るさまざまな方法が講じられるようになった．痛みに対する治療のなかで，局所への注射は，内服や薬剤の血管内投与，手術などと同様に，医師に許可された大きな武器といえる．

　本書は英国の総合医であるTrevor Silverの著である．一般診療において，よく遭遇する関節や関節周囲の疼痛性疾患を取り上げ，その診断法，注射方法について図をふんだんに使ってやさしく説明している入門書である．また超音波を使用した診断方法，注射方法についての記載もあり興味深い．本書では注射に使用する薬剤としてステロイドが主に記載されていて，改めてその使用法の確認ができる．これまでにステロイドを局所注射薬として長く使用してきた読者なら誰でも一度は経験する副作用の記載もあり，そこには必ず目を通しておきたい．また，本書で記載されているステロイド剤は英国で流通しているものであるため，日本で入手できるものも記載した．そちらも参考にしていただきたい．

　翻訳に際しては「ステッドマン医学大辞典」を中心に，「整形外科学用語集（第7版）」も参考にした．

　最近では，プライマリケアの重要性が再認識され，全人的に患者を診療する総合診療科の創設が各施設で始まっている．軽症のものは専門医に任せず，総合医で治療を完了させることは確かに患者にとって有益であろう．関節内，関節周囲局所への注射を習得すれば，痛みを抱える多くの患者に対応できると考える．整形外科医やリウマチ医，ペインクリニック担当医だけでなく，総合診療科の医師や研修医にも本書を読んでいただければ幸いである．

2012年　冬

訳者を代表して　　柴　伸昌

序文

　本書は医師のための簡潔な入門書で，総合診療の場において効果的に進めることができる最も身近な関節や軟部組織疾患の治療法を，総合的な記述とイラストによって解説したものである．

　大学講師らによって組織される医学教育ワークショップは，その治療法を学ぶ際のよい導入となろう．生体に近い模型（シミュレータ）を補助教材として使用しているので，医師は学びたいと思うすべての手技を繰り返して練習することができ，必然的に生身の患者での学習・練習を回避できる．この模型は，肩，手関節と手部，膝関節と肘関節が利用可能である．Bristol にある Limbs and Things Ltd によって販売され，私はその開発のコンサルタントをしているが，これらの模型は教育ワークショップで大変重宝している．

　医師は，さまざまな軟部組織や関節の異常を治療することによって，多大な刺激と満足感を得ることができる．一方，患者は迅速かつ効果的な治療を受けるという恩恵に浴することができる．このような良好な関係ができれば，わざわざ長い診察待ちリストに入らなければならない National Health Service で診察を受ける必要がなくなるであろう．

　本書は，関節と軟部組織の障害あるいは損傷に対する注射法の研修をする者にとっても，それを教える者にとっても，役立つものであり，それによって，「自信をもって注射する」能力を獲得するという目的を達することができる．

1996 年 1 月

　　　　　　　　　　　　　　　　　　　　　　　　　　　　Trevor Silver

第2版への序文

　私は，関節と軟部組織の注射技術を教えるために多くのワークショップを開催してきた．これまでに，5,000人以上の医師が，英国，そして欧州，アジア，アフリカの各国での研修会に参加している．興味深いことに，こうしたワークショップの参加者が増えた原因は，NHSが提示している小手術のリストだけにあるのではない．なぜなら，世界的にみても，医師の関心は，関節注射の技術を習得し，熟練した腕で患者に注射をすることに移っているからである．

　この改訂版には，医師が日常の診療に取り入れたいと考えている大部分の注射技術の情報が掲載されていて，この手技を患者に提供したいと思っている医師の質問のほぼすべてに答えられるものであろう．

1998年9月

Trevor Silver

第3版への序文

　本書は，関節と軟部組織病変へのステロイド注入の詳細を明示している．この治療法のエビデンスはまだ乏しく，第2版の発表以来進歩はないが，それにもかかわらず，この治療法の価値についてはコンセンサスが得られているようで，一般医，リウマチ医，整形外科医はこれらの技術と治療法の原則に依然信頼をおいている．関節注射療法の知識と技術の習得もしくは更新を目的として，講義と実技ワークショップに参加する医師の数は，世界的に増加している．

　第3版では，筋骨格系の画像診断に力を入れている David Silver 博士（放射線医専門医）に新しい章を加えていただいた．博士は，関節や軟部組織の障害のさらなる治療における病院内専門家の役割を明確にしている．初療における注射療法に反応しない患者に特別な注意を払うべきで，それらの患者こそ，専門医に照会することが望ましい．画像診断，特に超音波と MRI の使用と，イメージガイド下の治療の必要性が，新しい章の中で論じられている．

　この治療法がより多くの医師によって実行されれば，より多くのエビデンスが集まると考えられる．診断や注射の技術，治療法の基準は協議して決定していく必要があり，必然的に，より有意で有益な研究の編成が促進されることであろう．

　個々の患者の障害を定義して注射技術を標準化し，それと同時に，研究対象に対して，妥当で信頼性が高く敏感な評価尺度を開発するため，統一された方法を確立するには，さらなるリサーチが必要である．

2001年9月

Trevor Silver

第4版への序文

　出版社がこの本の第4版を要請してきたという事実は，関節と軟部組織への注射法に対して相変わらず関心が高いことの証明でもある．

　英国だけでなく世界中の総合診療医と病院勤務医は，これらの実技が病院内治療だけでなくプライマリケアにおいても価値があることに気が付いている．本書が現在，数カ国語で出版されているという事実も，この関心を裏づけるものである．

　第3版を書いてから，筋骨格系疾患の治療全般に関する著書や臨床試験報告，レビューなどの出版物が著しく増加した．このように，エビデンスの基盤は現在非常に広くなっている．掲載に制限が設けられているMEDLINEの検索でも，3,500以上の参考文献を見つけることができる．したがって，「自信をもった注射」は，この治療法が適応される多くの病状について，少し学習すれば得られるという意味ではない．むしろ，この手技が臨床上でも治療上でも受け入れられるというエビデンスの基盤によって形成された，さらなる自信なのである．

　関節内補充療法は，疼痛の制圧や鎮痛効果の延長を見込んで，さまざまな関節の治療として取り入れられることが多くなった．この版では最近の参考文献を取り上げているので，それらに関連する文献を読むことで知識の幅を広げ，治療上の自信を深めていただけることを願っている．

　最近，教育と実技ワークショップの成功が報告され，この課題が教育上相当しっかりした基盤の上に成り立っているという私の確信を，さらに深めてくれている．この注射の技術を実践し続けている医師が増加している事実を知り，生体に近い模型（シミュレータ・モデル）の使用や講義，実技ワークショップでこの手技を教えたこの約15年の努力が報われた気がして，大変喜ばしく思っている．

2007年2月

Trevor Silver

第5版への序文

　筋骨格系障害を治療している専門家の関心がますます高まり，この本の人気もさらに高まっている．理学療法士，スポーツ医学専門医，足専門医は，理学療法的治療法に併せてステロイド注射を行うことが増えてきた．そのため，治療を成功させるための総合的アプローチを実践できるよう，すべての医師が情報を利用できるようにする必要がある．

　私は，今回共著者として David MacLellan を迎えることができて嬉しく思っている．スポーツ医学のスペシャリスト，そして理学療法士として彼が参加してくれたことにより，本書は完全なものとなっている．

　世界的にみて，医師はステロイドを注射する頻度が高くなっている．そしてこの本は，実技ワークショップと講習に継続して出席したいという彼らの希望を叶えると同時に，彼らの教育にも貢献している．

　この版では，肘関節と腸脛靭帯症候群に関するセクションを追加した．大転子疼痛症候群の概念についても更新している．

　本書の目的は，これらの疾患の治療に高い確率で成功することを約束したわかりやすく明快なハンドブックを，すべての理学療法士にもってもらうことにある．

　健康と長寿のカギとなる運動とレクリエーションが世界的規模で広まっていることから，本書は，多くの開業医，理学療法士，整形外科医，外科医，足専門医，放射線科医の教育のための重要な教材となっている．こうした筋骨格系障害の治療にますます多くの専門職が取り組んでいることは，興味深いことである．

2010 年 10 月

Trevor Silver

目　次

はじめに

第1章　頻　度 ………………………………………………1
EBM（根拠に基づいた医療）　2
一般原則　4
注射の頻度　5
ステロイド薬の選択　6
ステロイド薬の禁忌　7
局所麻酔薬　7
注射後の指導　8

第2章　医学的-法的問題 ………………………………10
注射後の疼痛　10
インフォームドコンセント　11
特異的な適応　11
完全な記録　11
処置のテクニック　11

第3章　肩 ………………………………………………14
症状と診断　14
診断のピットフォール　15
機能解剖　16
肩の診察　17
痛みが意味するもの　19
注射テクニック　20
二頭筋腱炎　24
肩鎖関節　26

第 4 章　手関節と手 ････････････････････････････････31
　頻度　31
　ステロイド注射が有効な病態　31
　母指手根中手関節（CM 関節）　32
　中手指節間関節（MP 関節）および指節間関節（IP 関節）　34
　手根管症候群　34
　ドゥ・ケルヴァンの腱鞘滑膜炎　38
　ばね指　40

第 5 章　肘 ･･･43
　テニス肘　43
　ゴルフ肘　44
　肘頭部滑液包炎　48
　肘関節　50

第 6 章　股関節と大腿周辺の疾患 ････････････････････52
　股関節　52
　大腿骨転子部滑液包炎　52
　腸恥滑液包炎　54
　知覚異常性大腿痛　56
　腸脛靱帯摩擦症候群（腸脛靱帯炎）　58

第 7 章　膝関節 ･････････････････････････････････････60
　症状と診断　60
　機能解剖　61
　関節穿刺と注射療法　61

第 8 章　足関節と足 ･････････････････････････････････67
　機能解剖　67
　一般的な問題の発現　67
　注射テクニック　69
　足底腱膜炎：踵骨痛　70

　　　　足根管症候群　　72
　　　　足関節　　72
　　　　後脛骨腱炎　　72

第9章　脊　椎・・・・・・・・・・・・・・・・・・・・・・・・・・・・・・・・・・・・・・75
　　　一般診療における局所麻酔薬/
　　　　ステロイド注射で治療可能な疾患　　75

第10章　骨格筋の画像診断と
　　　　　軟部組織疾患の治療法の選択肢・・・・・・・・・・・・・・・・・77
　　　序論　　77
　　　病態生理　　77
　　　画像診断をいつ行うか　　80
　　　画像診断の方法　　80
　　　関節の画像診断　　84
　　　炎症性疾患の超音波診断　　94
　　　衝撃波療法　　96
　　　報告に関する教育的側面　　96
　　　リソースの問題　　97
　　　まとめ　　97

第11章　私たちの哲学：身体は精神の鏡である・・・・・・・・・・・99
　　　理学療法の歴史　　99
　　　理学療法士は何をするのか？　　100
　　　スポーツ外傷　　101
　　　適応者と非適応者　　103
　　　治療法　　103
　　　医療の現場で同僚とどのように話し合い，
　　　　何を求めていくのか？　　106
　　　将来　　109

索引　　111

はじめに

自信をもって注射すること

　不溶性コルチコステロイドの開発により，医師は，軟部組織と炎症性関節症に発生しやすい痛みを伴う筋骨格病変を極めて効果的に治療できるようになった．コルチコステロイドは，強力な抗炎症薬と抗アレルギー薬で，滅菌されたアンプルやバイアルで注射液として提供されている．

　腱，腱鞘，腱付着部を侵す軟部組織病変からくる痛みに，もしくは，関節の痛みに苦しむ患者は，まず，一般開業医を訪れる．こうした症状は，スポーツや職業の関係から腱が繰り返し酷使されることに起因する場合が多く，その結果，罹患した組織の圧痛と運動時痛が生じる．症状の多くは自然治癒するものかもしれないが，ステロイド注射を使った効果的な治療によって劇的な成果がもたらされることがしばしばあり，正確な診断のもとで上手に注射を行えば，ほとんどの場合，痛みが軽減される．

　病院勤務医も，一般開業医も，これらの病変を治療するための理想的な立場にあり，患者の大部分がプライマリケアの段階で病院にやって来るため，こうした問題は —— 極めて当然のことだが —— 一般診療のカリキュラムにおける重要な部分と考えられている．

　機能的（臨床的）な解剖学の知識に加えて，注射の個々の技術やテクニックを習得すれば，これらの病変すべてを治療する際の自信につながる．本書が目的としているのは，総合的な知識を提供し，実例を挙げて注射の技術を説明し，それによって，「自信をもって注射する」能力をあらゆる医師に与えることである．解剖学的に正確な診断を下すことで，ステロイド注射による治療の効果を高め，患者の苦痛を迅速に軽減できるようになる．今はもう試行錯誤によって治療を進めていく時代ではない．例えば，肩の痛みを訴える患者を診察し，解剖学的診断を下す前にステロイド注射をして，それから，1～2週間後に再び診察に来るよう患者に告げ，そのときまでに痛みが軽減しているよう期待している，などとい

う医師は，現代ではもう受け入れてもらえない．むしろ，医師は常に，迅速に痛みが消えることを患者に約束し，治療の前に正確な診断を下すという立場にいなくてはならない．

　開業医の場合，鎮痛剤と物理療法とともに，注射療法を併用する場合もあるだろう．注射後 24〜48 時間は患部を安静し，その後少しずつ運動を開始し，その後，すべての活動を許可する．

第1章　頻　度

　英国においては800万人以上もの人が何らかのリウマチ性疾患を患っている．そして，医師の診療の約1/5が何らかのリウマチ性疾患や筋骨格系疾患であると推定されている．

　肩に関する訴えは成人170人の診療のうち1件程度である．それに対し，腰にまつわるそれは成人30人の診療のうち1件を占めている．このように，肩の問題より，腰の問題の方が約5倍も一般的であることが明らかである[1]．それでも，医師は年間に平均20～30件の肩に関する問題を取り扱っている．BillingsとMoleによる前向き研究では，ロンドンにおける一般診療の10.6％が新規のリウマチ性疾患であることが示されている[2]．これらのうち，30％は腰仙骨部疾患で，15％は頸椎にまつわる問題，26％は変性性の関節症で，20％は関節外の軟部組織にまつわるリウマチ性疾患であった．外傷（スポーツ外傷を含む）はこれらの問題の35％を占めた．英国およびオランダ一般診療におけるこれらの疾患の発生率は，年間1,000人あたり6.6～25人と推定された[3]．イングランドとウエールズではこれより低く，オランダではより高い年間発生率であった．肩部痛の原因の頻度を検討すると，上腕関節窩の不安定性 glenohumeral instability は25歳以下に多い．25～40歳の年齢層では腱炎 tendinitis（インピンジメント症候群 impingement）が多く，五十肩 frozen shoulder（癒着性関節包炎 adhesive capsulitis）は40歳以上に多い．インピンジメントという用語は，腱板（主に棘上腱）が炎症を起すと，変性/肥厚した組織と烏口肩峰アーチが"衝突（インピンジメント）"し，肩の痛みや運動制限を来すことを意味する．炎症性関節疾患はこれらの問題の約5.5％を占めている．そして炎症を起した関節にステロイド薬を注射することにより，関節炎の種類を診断する裏付けとなる症例もある．

　痛みや機能障害を有する状態に対して迅速かつ有効な治療が必要な場合，医師が自分の病院でこれらを診断して，効果的な治療をする立場にあることは明らかである．そして，総合病院の外来診療予約を得る際に多くの患者が経験する治療の遅延を防がねばならない．

これらの疾患の診断を裏付けるため，筋肉や障害関節，関連した解剖学的部位の，能動的・受動的な動き，制限された動きを調べる必要がある．それでも診断がつかない場合，X線検査や血沈を含む血液検査，核磁気共鳴映像法（MRI）と超音波検査は鑑別診断するうえで有用である．病歴の詳細な聴取，すなわち痛みの出現経緯，外傷，職業上の危険，スポーツ，造園，家事などの聴取は必須である．病歴の詳細な評価は，医師に，正確かつ有効にこれらの病変を管理するうえでの自信を与える．

EBM（根拠に基づいた医療）

　軟部組織病変へのステロイド注射の効果に関して，まだ結論は出ていない．多くの研究は，関節内ステロイド薬，物理療法もしくは非ステロイド性抗炎症薬での治療には注意が必要であることを示唆している．3件の系統的レビューは，1995年と1996年，1997年に発表された[4-6]．

　多くのステロイド薬と物理療法の効果のエビデンスは，ケーススタディに近いものだった．発表される臨床試験の多くは，患者数も少なく，また，疾患の診断基準があいまいで，注射技術の均一性も欠如していた．これは，必然的に軟部組織や関節への注射に対して偏った立場の意見を誘導してしまう．

　肩部痛を生じている最も頻度の高い病変が回旋筋腱板の痛みと周囲関節包炎（五十肩）であることはよく知られている．さらに，回旋筋腱板と五十肩病変に注射する際に，病変が回旋筋腱板腱の軟部組織である点に注意しなければならない．したがって，肩甲上腕関節腔にステロイド薬を注射する必要はなく，むしろ，炎症を減らすために，炎症を起した腱が存在する関節囊自体をステロイド溶液で浸す必要がある．

　関節内ステロイド薬の正確な注入に関する議論で，ステロイド薬による関節症の効果的な治療には，滑膜関節裂隙に確実に注射されなければならないということがある[7]．すべての軟部組織病変，特に肩部治療の成功の鍵は，正確な解剖学的診断であることを強調したい．回旋筋腱板病変は，肩関節囊の範囲内で，ステロイド薬注入が必要である．腱炎病変（例えば二頭筋腱炎）では滑液鞘への注射が必要である．関節症（例えば肩鎖関節の骨関節炎）は，関節腔へのステロイド薬の注入が必要である．

　また，大多数の肩疾患患者がプライマリケア施設で治療されているにもかかわ

らず，発表された研究の多数は大病院での治療である．一般診療での疫学的研究はオランダで実施されており，プライマリケア施設における肩の疾患の頻度と予後はそちらを参照されたい（1994 年の Leiden，1993 年の Amsterdam）．

治療の目的は，常に，痛みの軽減と，運動機能の改善である．上記に述べた研究が不十分であるため，ステロイド注入療法の長期の有益性は示されてはいない．しかしながらトリアムシノロン注射の，短期的有効性は多数発表されている．また，労働負担や過労の病歴，医療機関に行くまでの期間の短さが，迅速な回復につながることが示されている[8]．

van der Windt らの検討では，関節包炎において，77％の患者でステロイド注入療法の後に完治もしくは著明な改善が得られ，理学療法と比べ，ステロイド注入療法は短期的な改善効果が高いことが報告されている[9]．プライマリケアの現場における無作為試験では，肩疾患に関してステロイド注射と理学療法の効果を比較検討した．その結果，5 週間に渡るステロイド注入療法を受けた 75％の患者に有用性が見出されたが，理学療法では 20％の患者のみ有用性が得られたと報告されている[10]．

したがって，さらに比較検討された試験が必要ではあるが，近年，ステロイド注入療法に対する関心は高まっている．1990 年以降，おもに一般開業医と勤務医を対象に，著者は診断と注射方法に関して数多くの教育ワークショップを行っている．それは，英国の国民健康保険において，多くの医師が関節内注入も含む小外科処置を奨励したという現れでもある．これらの技術に熱心な医師が多い所では，欧州のみならず確実に保険医療に対して良好な影響が表れている．

この本の第 4 版を書いてから，関節と軟部組織でのステロイド注射剤の効果の有用性を支持する論文が明らかに増加した．理学療法の現場における注射技術指導の支援は，これらの技術ができているかの客観的な評価と同様，有益であるという論拠もある[11-14]．

より比較検討された試験において，トリアムシノロン注射単独，もしくは物理療法と組み合わせた肩癒着性関節包炎治療では，トリアムシノロン注射が肩関連の障害を改善し，物理療法は関節可動域 rotation of motion（ROM）を改善することが示された[15]．2005 年に発表された 26 の論文のメタ解析から，肩峰下コルチコステロイド注射は，非ステロイド性抗炎症薬（NSAID）内服に比べ回旋筋腱板腱炎の改善に効果的であること，そして，肩峰下コルチコステロイド注射は高用量の方が低用量より優れていることが示された[16]．肩疾患の治療に関する 2

件のプライマリケア試験では，異なる医療介入でも，異なる臨床診断でも，長期的な予後には違いが見出されなかったことが報告されている．彼らが受けた無作為の治療よりもむしろ，この患者集団のベースラインの臨床的特徴が最も強力な予後予測因子であった[17]．2005年に行われた医師の調査では，関節もしくは軟部組織への注射を行ってはいるが，ほとんどが膝，肩と肘に限られていた．多くの医師は，その技術と自信の維持が難しいことを知っている．このような医師を対象に，模擬モデルなどを用い訓練することにより，適切な時期に注射を受けられる患者が増えるものと思われる[18]．

一般原則

　医学ではすべてに共通することであるが，慎重かつ完全に病歴を聴取することは，非常に重要である．しばしば，医師は患者を診なくとも，病歴から診断を下せることがある．例えば，腱断裂が遺伝的であることはよく知られている．アキレス腱または上腕二頭筋長頭腱に問題を有する患者では，類似の問題をもつ母または祖母がいることがあり，慎重な病歴の聴取によりこれを明らかにすることができる．当然，これはその腱周辺にステロイド薬を注射することが賢明でないという事実を医師に自覚させる．ステロイド薬は，不適切に使用されると有害であり，現在の訴訟環境では決して腱自体に注射すべきではない．1～2週前にステロイド薬の注射を受けたという腱断裂患者は，しばしばステロイド注射を受けたことが原因だといわれる．しかし，実際には，遺伝的素因と関連することがある．注意深い検査と機能解剖学的な実証によって，正確な解剖学的の診断をすることが重要である．これは肩の痛みの原因を診断するとき特に重要である．肩関節，関節包と回旋筋腱板の解剖の十分な知識は，特にステロイド注射が非常に有効かどうかの判断を可能にする．これは医師がよく行う全ての手技に当てはまる．これらは以降の章で詳述する．

　どのような注射であっても，無菌的に行われなければならない．ステロイド薬は強力な抗炎症剤で，感染が認められる場合には不幸を招く恐れがある．したがって，局所感染症，例えば蜂窩織炎，癤腫症またはその他のブドウ球菌感染が認められる場合，ステロイド薬の局所注射は避けなければならない．関節の感染症が疑われる場合，ステロイド薬の注射は絶対的禁忌である．全身性感染が認められる場合においても，ステロイド薬を使用する際には注意を払わなければなら

ない．以前に結核が大流行したときには，医師は慎重になり，結核を悪化させないようにステロイド薬の使用を回避した．そして，この警告は現在も生きている．実際に，ある地域では結核の増加が明らかであり，警戒が払われている．

　関節注射を含む小外科処置を行うとき，感染対策組織はメンバーに無菌の手袋を着用するように勧めている．常に，あらかじめ手を洗い，可能な限り触れない無菌技術を使用する必要がある．また，注射液溶液を汚染しないように，可能な限り1回につき1バイアルもしくは1アンプルを使用する．

　70％のアルコール（消毒用アルコール）を使用して，注射する部位とバイアルのフタを滅菌する．消毒用アルコールは安く大量に購入可能である．これで術者は気前よく使用することができ，安全な状態を確かなものとできる．今日では，大部分の医師はγ線照射を受けた無菌注射器と針を容易に手にすることができ，一度のみの使用で，安全に破棄することが可能になっている．

　丁寧に，かつ落ち着いて注射する．これは，特に言及したいことだが，患者は注射に痛みが伴うことを知っているので，術者は平静を保つことが必要であり，それが患者をリラックスさせる助けとなる．リラックスした患者は筋肉も弛緩している．すると溶液のスムースな注入が可能となり，全ての手技を容易にすることができる．ただし例外もある．テニス肘（外側上顆炎）やゴルフ肘（内側上顆炎）のような線維組織の密な腱-骨付着部では，注射時に若干の抵抗が生じる．このような場合には針と注射器を強く固定する必要がある．

注射の頻度

　1カ所にどのくらいの頻度で，1人に何カ所の注射をしてよいか決まった規則は特にない．通常，実行できる最も少ない頻度で，かつ最も少ない容量と見なされる．関節内のステロイド投与は全身的な影響は少ないが，少量の吸収は不可避ではある．

　したがって，局所投与であっても，より頻回であれば，長期ステロイド内服と同様の不利益をもたらす可能性があり，医師はそれを知っておかなければならない．過去に喘息や関節リウマチで長期ステロイド内服治療を受けた患者に起きた副作用を思い出してみるとよい．

　一般的な勧告としては，ステロイド注射薬の局所投与は毎3～4週の間隔で，同じ箇所には年間に3～4回に程度とする．著者の見方としては，2～3回の注

射によっても望むような効果が得られなかった場合には，診断を見直さなければならないと考えている．ステロイド注射薬の投与を何度も受けた場合，ステロイド薬の副作用を患者が被る可能性がある．

ステロイド薬の選択

　関節内および軟部組織に注射可能な多くのステロイド製剤が市場にある．それらは比較的不溶性なので，より持続的な局所効果を有し全身的な影響は少ない．それらは炎症部位そのものであったり，圧痛点や関節腔に投与されなければならない．ある病変においてはステロイド薬と局所麻酔薬を混ぜて使用するのが望ましい場合もあるが，ステロイド薬単独で使用するのが望ましい場合も多く，それぞれの注射記述の項で論じることとする．ステロイド薬と局所麻酔薬が既に混合された製剤も市場にはいくつかある．これらの製剤は，特定の注射ごとに局所麻酔薬またはステロイド薬の量を調整できないという不便さがある．例えば，足底腱膜炎のような，再発性の疼痛疾患を治療するとき，これは非常に重要である．なぜなら，局所麻酔の必要量は疾患のタイプや炎症の範囲の大きさによって異なるからである（以降のページを参照）．

　英国でよく用いられる注射剤は以下の通りである[†]．
- 酢酸ヒドロコルチゾン 25 mg/mL（Hydrocortistab®）
- 酢酸メチルプレドニゾロン 40 mg/mL（Depo-Medrone®）
- トリアムシノロンヘキサアセトニド 20 mg/mL（Aristospan®）*
- トリアムシノロンアセトニド 40 mg/mL（Kenalog®）．

　これらの注射剤は並べてある順番に，有効性と作用時間が増加する．そして，逆に並べてある順番に用量は少なくなる．よって，トリアムシノロンアセトニド

---

[*] Lederspan®の生産は終了しておりトリアムシノロンヘキサアセトニドは，Harvard Pilgrim Health Care（米国）のAristospan® 20 mg/mLがあるだけである．

[†] 訳者注　本邦でよく使用される注射剤
- プレドニゾロンコハク酸エステルナトリウム 10 mg/mL（水溶性プレドニン®）
- メチルプレドニゾロン酢酸エステル 20 mg/mL，40 mg/mL（デポ・メドロール水懸注®）
- デキサメタゾンリン酸エステルナトリウム 3.3 mg/mL（デカドロン注射液®）
- ベタメタゾン酢酸エステル・ベタメタゾンリン酸エステルナトリウム配合水性懸濁注射液 2.5 mg/0.5 mL（リンデロン懸濁注®）
- トリアムシノロンアセトニド注射液 40 mg/mL（ケナコルト-A水濁注®）

が比較的より少ない用量でより持続性の高い効果を有する．組織の密な部位への注射，例えばテニス肘のような腱−骨付着部への注射は，痛みを伴うため，用量が少なくて済むことは患者にとっても有益であると思われる．したがって，有効な量のステロイド剤であれば，用量がより少ない方がよりよい．

　ステロイド剤に局所麻酔薬を加えたいと思うような場合もあれば，加えない方がよい場合もあり，これらは，引き続きテクニックの説明で述べられる．酢酸ヒドロコルチゾンとトリアムシノロンアセトニドは，リドカインまたはブピバカインを混ぜることができる．メチルプレドニゾロンはそのようなライセンスはないが，Depo-Medrone® のようにリドカイン 10 mg/mL がすでに混合された製剤もある．

ステロイド薬の禁忌

　活動性結核，眼ヘルペスと急性精神病はグルココルチコイド療法に対する絶対禁忌である．しかし，注意深く使用すれば，局所注射が可能な場合もある．感染した関節にステロイド薬を注射してはならない．感染性関節炎の可能性がある場合には，注射を考慮する前に，常に関節液を穿刺吸引し，細菌培養検査を行わなければならない．同様に，糖尿病，高血圧，骨粗鬆症と甲状腺機能亢進症は，相対的な禁忌である．人工関節などの人工物の存在する関節には決してステロイド薬の注射をしてはならない．注射成分に対して過敏症を有する場合も禁忌と見なされる．妊娠中の場合，注意しなければならないのが，コルチコステロイド薬は妊娠の最初の 16 週では禁忌だということである．しかしながら，例えば妊娠中期によく生じる手根管症候群では，ステロイド薬を使用するべきか否かは微妙な判断を下さなければならないこともある．荷重関節に対して長期間にわたって反復注射する場合にも，さらなる関節の変性につながる可能性があることを知らなければならない．1 人の患者に対し，2～3 関節以上を同時に注射しない方がよい．腱に直接ステロイド薬を注射してはいけないが，腱鞘滑膜炎では腱と腱鞘の間のスペースにステロイド注射を確実にする．

局所麻酔薬

　人によってはステロイド注射に局所麻酔薬を混ぜて使用したいと思う者もいれ

ば，そう考えない者もいる．1％リドカインは，おそらく最も有効で一般的に用いられる薬剤だろう．この麻酔薬は非常に効果的である．効果はすぐ現れ，2〜4時間の間は有効性が持続する．より持続性の局所麻酔効果を期待する場合，例えば再発性の足底筋膜炎の場合に，ブピバカイン 0.25％ または 0.5％（Marcain®）を使用するとよい場合がある．効果は5〜16時間持続する．

これらの薬剤と一緒にアドレナリンを使用することは，望ましくなく，かつ不必要である．

注射後の指導

ステロイド注射の後，2〜3日は，関節または罹患部を休ませるように患者に指導する．2〜3日は重いバッグを持ったり，買い物をしないよう患者に勧める．また，2〜3日は痛みを伴う運動を避けるように勧める．その後，通常の痛みを伴わない運動へと徐々に戻していくことを許可する．肩痛またはテニス肘の注入後に吊り包帯の使用は許されるときもある．しかし，痛みが消失したら，すぐに止めなければならない．

引用文献

1　Department of Health and Social Services (1986) *Morbidity Statistics from General Practice: the third national study (1981-82)*. HMSO, London.
2　Billings RA and Mole KF (1977) Rheumatology in general practice: a survey in world rheumatology tear, 1977. *J R Coll Gen Pract*. **27**: 721-5.
3　Croft P (1993) Soft tissue rheumatism. In: AJ Silman and MC Hochberg (eds) *Epidemiology of the Rheumatic Diseases*. Oxford Medical Publications, Oxford.
4　Van der Windt DA *et al* (1995) The efficacy of NSAIDs for shoulder complaints. *J Clin Epidemiol*. **48**: 691-704.
5　Van der Heijden GJ *et al* (1996) Steroid injection for shoulder disorders: a systematic review of randomised clinical trails. *Br J Gen Pract*. **46**: 309-16.
6　Van der Heijden GJ *et al* (1997) Physiotherapy for patients with soft tissue shoulder disorders: a systematic review of randomised clinical trials. *BMJ*. **315**: 25-30.
7　Jones A *et al* (1993) Importance of placement of intra-articular steroid injections. *BMJ*. **307**: 1329-30.
8　Chard M *et al* (1988) The long-term outcome of rotator cuff tendinitis: a review study. *Br J Rheumatol*. **27**: 385-9.
9　Van der Windt DA *et al* (1997) *Steroid Injection or Physiotherapy for Capsulitis of the Shoulder: a*

randomised clinical trial in primary care. Privately published.
10 Winters JC *et al* (1997) Comparison of physiotherapy, manipulation and steroid injection for treating shoulder complaints in general practice: a randomised single blind study. *BMJ*. **314**: 1320–5.
11 Cucurullo S *et al* (2004) Musculoskeletal injection skills competency: a method for development and assessment. *Am J Phys Med Rehabil*. **83**(6): 479–84.
12 Grahame R (2005) *Efficacy of 'Hands On' Soft Tissue Injection Courses for General Practitioners using Live Patients*. Poster presentation at Rheumatology conference. Personal communication.
13 Kneebone R (2004) *Teaching and Learning Basic Skills using Multimedia and Models*. PhD Thesis.
14 Bell AD and Conaway D (2005) Corticosteroid injections for painful shoulders. *Int J Clin Pract*. **59**: 1178–86.
15 Ryans I *et al* (2005) A randomised controlled trial of intra-articular triamcinolone and/or physiotherapy in shoulder capsulitis. *Rheumatol*. **44**: 529–35.
16 Arroll B and Goodyear-Smith F (2005) Corticosteroid injections for painful shoulder: a meta-analysis. *Br J Gen Pract*. **55**: 224–8.
17 Thomas E *et al* (2005) Two pragmatic trials of treatment for shoulder disorders in primary care: generalisability, course and prognostic indicators. *Ann Rheum Dis*. **64**: 1056–61.
18 Liddell WG *et al* (2005) Joint and soft tissue injections: a survey of general practitioners. *Rheumatol*. **44**: 1043–6.

第2章　医学的-法的問題

　ステロイド薬は，その不思議な臨床効果と同様に，望ましくない副作用が顕著であったため，その処方と使用に関して，国によっては，非常に詳細な調査が行われた．この結果，大西洋を挟んだ両国の法律専門家は医学訴訟の大成功を享受した．しかしながら多くは誤った訴訟であった．ステロイド薬に対するメディアの注目は絶大ではあるが，医療専門家に対する注意喚起は本書の逆風とはならない．

　ステロイド薬は強力な抗炎症薬である．しかし，同時に不適切もしくは過量のステロイド薬使用は患者にとって災難を意味するだろう．医師の通常の習慣に組み込まれなければならないいくつかの基本的な理解が存在する．

注射後の疼痛

　注射処置はしばしば注射時に痛みを伴う．そして局所麻酔薬効果が徐々に消失した後，注射後48時間くらい注射による疼痛が残ることがある．備えあれば憂い無しという言葉にあるように，あらゆる患者にこの可能性を警告することは医師にとって賢明である．単純なアドバイスとしては，痛みが続く間は4時間ごとにアセトアミノフェン500 mgを2錠内服するよう指示することである［訳者注：我が国では，成人では1回300〜1,000 mgを経口服用し，投与間隔は4〜6時間以上としている］．

　さらに重要なことは，注射から約48時間経っても痛みが増してくる場合，非常に重大な合併症である感染性関節炎の予兆の可能性がある．この非常にまれな合併症について患者に警告することは賢明である．そして，そのような場合には速やかに医療機関に戻り，医師の診察を受けるよう指示することで，訴訟の原因を回避することができるだろう．

インフォームドコンセント

　患者に病気の状態を説明する時間は，副作用の可能性を説明するとともに，十分に費やされなければならない．また，これらの状態の多くがいずれ自然に寛解するため，ステロイド注射を受けるか否かを患者自身が決定できるよう，患者に十分な情報を与えることはさらに重要である．例えば，五十肩は特に治療しなければ軽快するのに3年かかるが，ステロイド注射を受ければ2週間で改善することを患者が知っていれば，必然的に患者はどうすればよいかを自ら決定することができる．著者は，可能な場合は常に，患者が自分自身で注射を受けるか受けないかの決定を下せるようにしている．著者が思うに，これこそがインフォームドコンセントである．

特異的な適応

　正確な解剖学的診断を下すことにより，注射療法が特効薬となることがある．前述したように，ある状態に対して，ステロイド注射治療のみが正しくかつ受け入れられる治療かどうかを証明する研究は今のところない．それゆえ，治療が不適当だったと後で訴えることは誰にもできない．

完全な記録

　来院ごとの，完全で読みやすく正確な患者の記録を残すことは大変重要である．病歴，主観的な所見，全ての臨床所見，診断そして治療を記録することは，全ての処方薬の用法・用量の記録とともに，習慣にしなければならない．その後のどのような訴訟においても，このような記録を維持していれば，確実に，有能な医師という好ましい印象を与える．

処置のテクニック

　慎重かつ効果的な処置の実施は，患者に良好な印象を与える．手を洗い，無菌の手袋を着用し，単回投与バイアルを使用して，きれいな周辺環境があることは，全て重要である．治療部位を消毒して，処置の後，注射部位に絆創膏を貼る

ことはいずれも，配慮の証であり，患者が可能な限り最良の注意を払われていることを強調するうえで非常に大きな役割を果たす．

ステロイド注射の（予期せぬ）合併症

リポジストロフィー（脂肪萎縮症）

　ステロイド薬を不注意に皮下注射すると，リポジストロフィーが起る場合がある．この結果，皮膚にくぼみが生じるが，あらかじめ説明しておかないと，患者を非常に混乱させることもある．これらの病変はかなり表面的なところで生じるため，テニス肘やゴルフ肘に対しての注射後によくみられる．より強力なステロイド薬は，より影響を及ぼしやすいと考えられており，患者にリポジストロフィーの可能性は説明しておいた方が賢明であるが，どのような力価のステロイド薬であっても，皮下注射した場合にはリポジストロフィーの原因となりえると著者は考えている．

皮膚の色素脱失

　暗色皮膚を有する患者にステロイド薬の皮下注射をすると，小さな色素脱失した領域を残す可能性がある．この可能性をあらかじめ説明し，引き続き起りうる訴えに備えておくことは，繰り返しになるが，賢明なことである．

　同じ部位に何度も注射することは勧められない．例えば膝関節の膝蓋滑液包への反復注入後に，膝蓋腱断裂を起した症例もあり，合併症としての腱断裂の可能性についても知らなければならない．

　腱断裂を注意しなければならない他の腱には，先に述べたがアキレス腱があり，また自然に断裂することもある上腕二頭筋（長頭）腱や掌側屈筋腱が知られている．これらの場合のすべてにおいて，ステロイド注射剤を使用する際には注意が必要である．

　現代の診療において，2005年に報告された注射可能なステロイド薬に関する総説（58文献）では，低溶解性のコルチコステロイドが最も長い作用時間を有することが報告されている．その他，ステロイド薬の関節内投与は，明らかな関節裂隙の狭小化を来さず，最高2年間の頻回使用（3ヵ月ごと）でも安全かつ有効であることが示されている．また，注射の精度は，安全性や有効性に影響を及ぼすことも述べられている．注射後の再燃，顔の潮紅，皮膚と脂肪萎縮症は，最も頻度が高い副作用であるが，局所注射可能なステロイド薬の全身性合併症はまれである[1]．

しかしながら，治療のための肩関節へのステロイド注射後に致死的な壊死性筋膜炎を来したという気になる報告が 2005 年に発表された．この報告は私が過去 15 年の MEDLINE 検索で発見した唯一の報告であるが，この仕事を続けていくうえではいつでも，最大限の注意を払い，清潔操作をする必要があることを心に留めておかなければならない[2].

引用文献

1　Cole B *et al*（2005）Injectable corticosteroids in modern practice. *J Am Acad Orthop Surg.* **13**（1）: 37-46.
2　Unglaub F *et al*（2005）Necrotizing fasciitis following therapeutic injection in a shoulder joint [in German]. *Orthopade.* **34**（3）: 250-2.

第3章　肩

　肩関節内とその周辺には多くの痛みの原因がある．重要なことは，それらを正確に診断し，ステロイドを病変部または関節内に注射をすれば効果がある以下のような疾患であるかを判断することである．
- 腱板炎 rotator cuff tendinitis（肩甲下筋，棘下筋）
- 棘上筋腱炎 supraspinatus tendenitis（石灰沈着性の場合がある）
- 五十肩 frozen shoulder（癒着性関節包炎，凍結肩）
- 肩峰下滑液包炎 subacromial bursitis
- 上腕二頭筋腱炎 bicipital tendinitis（二頭筋長頭腱）
- 変形性肩鎖関節症 osteoarthritis of the acromioclavicular joint
- 急性関節症 acute arthropathy（例えばリウマチや乾癬，その他の血清陰性の関節症）

症状と診断

　肩の痛みの多くは，中年あるいは高齢の患者層により起る．そして，発生率は45歳くらいがプラトーのようである．女性は，男性に比べ罹患しやすい．
　病院を訪れる肩が痛い患者のほとんどの原因は，肩回旋筋腱板に関連した軟部組織病変である．これらの痛みは，腱または腱が骨膜に付着部する部分に起因する．病変部への触診の際に，圧痛があるのが普通であり，自動運動あるいは抵抗運動の際に痛みを訴える．変形性関節症と関節炎は，原因としては少ないほうである．変形性関節症の発症は，一般に50歳以上の肩鎖関節に多く，肩関節では滅多にみることはない．
　腱板を構成する一部，あるいは全ての腱の損傷は，職業上での反復性あるいは急性外傷に起因するとされている．棘上筋腱の急性損傷は，スポーツ外傷または庭仕事で起ることが最も多い．上腕二頭筋腱炎は，二頭筋長頭腱の腱鞘を侵す腱鞘炎の形を取るが，同様にスポーツや木を切るような活動が原因となる．この治

療のためにはきちんとした診断が必要で，ステロイドに局所麻酔薬を混ぜたものを直接腱鞘内に注入することで症状を即座に軽減させることができる．五十肩は肩の疾患の中で最も慢性的で，すべての腱板に影響を及ぼす関節包炎となる．これは早く治療するほど，それだけ慢性的にならないようである．例えば脳卒中や冠状動脈塞栓症のような安静が必要とされる疾患の場合，反射性交感神経性異栄養症を併発し，しばしば肩手症候群として発症することがある．幸いにも今日では，治療上でも早期に離床させるようになったため，その結果，肩手症候群は非常にまれとなった．

インピンジメント症候群は，ここ数年流行となっている診断名である．外転時に肩の外側端に痛みが誘発されることが特徴で，実際のところは棘上筋腱炎である．肩の自動外転に伴い，棘上筋腱が肩峰外側端に衝突し，腫脹と炎症が起る．肩峰外側端に外傷の既往があって，この病態が引き起されている可能性もある．コルチコステロイドの注入は，今まで通り治療の第一選択に挙げられ，可動域の改善や筋力改善，夜間痛に伴う睡眠障害の改善など肩機能の有意な改善がみられる[1]．

診断のピットフォール

肩の外側部の関連痛

患者は他の病態に由来する C5 皮膚感覚帯の痛みを，肩の痛みとして訴える可能性がある．これらは，筋肉または腱の運動に必ずしも関連しない痛みとして表現される．以下に例を挙げる．

- 肺尖部胸壁浸潤がん（パンコースト腫瘍）
- 頸椎椎間板障害または神経絞扼障害
- 心疾患
- 横隔膜の障害
- 食道由来の疾患

臨床上最も疑わなければならない最重要疾患として，パンコースト腫瘍が挙げられる．肺尖を侵すこの肺がんでは，肩の外側に痛みが放散することがよくあるとされている．このような疾患においては，初診を担当する医師に早期診断ができれば，まさに大きなベネフィットとなる．もしそうでなかったら，肩部痛を有する患者は病院のリウマチ科に紹介され，外来患者として診察までに 3〜4 ヵ月

も待たされる．その結果，がんの診断が遅れ，患者にとって破滅的な結果となりうる．このような例があるからこそ，症状発現の初期の患者を診ることができる一般開業医が軟部組織の異常を診断し治療するエキスパートであるべきだという強い論拠がある．

　リウマチ性多発筋痛症は，初期の段階で病院を訪れるもう1つの疾患である．医師は，典型的な症状である股関節や近位大腿部，肩，上腕の早朝の激痛とこわばりについてはよく知っている．早期において発症は片方の肩だけに起る可能性があり，鑑別診断が困難なことがある．そのような初期の段階でこの疾患を診断する医師にとってどのようなことを行えばよりよいのであろうか．関連するあらゆる疾患の症状について熟知しておくことは，診断力と早期の有効な治療を施す技能をさらに高める．単純な赤血球沈降速度（ESR）検査も，多発筋痛の診断を確定するのに重要な検査であろう．

　五十肩は糖尿病の患者に，起りやすい．そして，特に50歳以上の女性で，ステロイド注射の反応が遅かった場合には，この疾患である可能性を言って聞かさなければならない．

　2，3回のステロイド注射で改善しない五十肩の患者では，大概は女性であるが，ルールとして尿糖を検査するのはよい方法である．

三角筋の停止部の痛み

　三角筋の停止部，上腕の中間に発する痛みは，どんな腱板障害においても起る場合があって，この部位にステロイドを注射しようと思ってはいけない．本書で後述する肩の病変に対する注射テクニックを常に参考にしてほしい．

機能解剖

　肩の機能的あるいは臨床的な解剖を理解することによって，特異的な診断が可能となり，正確に注射を打てるという自信につながるのである．この知識が不足すると，注射針が正確にどこにあるか確信できなくなる．腱板障害に対する肩関節注射の目的は，針を関節包内に確実に進めることである．それは肩甲窩と上腕骨頭の間に針先を進める必要性をいっているのではない．基本的に治療すべき病変は，関節を包み，関節包と結合し，それを強化する軟部組織なのである．

　肩甲上腕関節は，関節を形成する肩甲骨の関節窩と上腕骨頭からなる．浅い関

節はその長さがほんの 1.5 インチ（3.8 cm）しかない．関節はむしろ緩くゆったりした線維性の関節包によって保持される．それは接合している腱板の 3 つ腱によって補強されている．前方では肩甲下筋，後方では小円筋と棘下筋，そして上方では棘上筋が接合している．二頭筋長頭腱は関節内の関節上結節から起こって，関節内においては，滑液鞘によって覆われている．関節包の開口部を通り関節から出ると上腕骨頭の外側前面にある二頭筋溝を下降して，上腕の上前方部で上腕二頭筋の短頭と接合する．

　肩甲下筋は肩甲骨の前面にあり，肩を内旋させる．棘下筋と小円筋は後面にあり，ともに肩を外旋させる．そして，棘上筋は上方にあり 90 度まで，肩を外転させる（有痛弧徴候 painful arc）．

　これらの腱は肩関節包に接合するので，関節腔内にステロイドとリドカインを注入し，炎症を起こした軟部組織病変を浸せば，消炎効果を示すであろう．一般に考えられているのとは逆で，必ずしも肩甲上腕関節内に注入する必要はない．

肩鎖関節

　肩鎖関節は鎖骨の遠位端が肩甲骨の肩峰と接する部分で，小さい平面関節あるいは骨接合とよばれている．関節包靱帯は，肩鎖靱帯によって補強されている．関節腔は小さく，許容できる注射液の量はわずか 0.2〜0.5 mL である．

　腱鞘炎である二頭筋腱炎と，肩鎖関節の変形性関節症は，両方とも肩痛を呈する代表的な疾患であり，後述する注射テクニックで治療されなければならない．正確な診断をしなければ肩の注射に成功はないのである．

肩の診察

　前述の機能解剖を理解することで，単純な肩関節のルーチンの診察が可能となり，痛みの発生源を正確に決定することができるであろう．

　最初に，頸椎の可動域が正常であるかを調べる．そして，痛みが頸部から肩にかけて走らないかを確認する．次いで患者を立たせ，以下を確認する．

- 前屈－患者にできるだけ頭部を前方に倒すよう指示する
- 後屈－できるだけ頭部を後方に反らす
- 回旋－できるだけ頭を右，次いで左に向かせ，角度に欠落がないか計測する（主観的に）．

- 側屈—右側と左側に頭を倒す.

これらの運動に制限がないか,肩の痛みの原因となる運動がないか注意する.

患者を上半身裸にし,両肩の視診を行い,関節の腫脹,関節液貯留,関節炎や肩峰下滑液包炎の徴候がないか確認する.圧痛点を調べる.二頭筋溝に位置している二頭筋腱の上に圧痛があれば,二頭筋腱炎である可能性があり,肩の外側端上に圧痛があれば,棘上筋腱炎の可能性を考えなければならない.

次に,自動運動の可動域を調べる.患者を立たせたままで,以下のように行うよう指示する.

- 両手掌を天井に向けて,90度まで両腕を外転させる.これは棘上筋の運動である.(『有痛弧徴候 painful arc』は,James Cyriax によって最初に記載された用語で,自動外転の際に肩の痛みが発現することを意味している).制限ありは棘上筋腱炎を疑う.
- 次に両手を後頭部に移動させる.これは外旋運動で棘下筋の運動である.制限ありは棘下筋腱炎を疑う.
- その後,胸部の後に両手を移動させ,できるだけ母指を上げさせる.これは内旋運動で肩甲下筋の運動である.制限ありは肩甲下筋腱炎を疑う.

これら腱板運動のうち,痛みあるいは制限がないか注意する.もし,全ての運動に痛みを伴うか,制限される場合は五十肩が示唆される.

特定の運動の際に痛みがあれば注意すべきで,その運動に抵抗を加えた場合に痛みの再現性があれば,その運動に関連する腱に病因があることを示している.

肩関節に一方の手を置き,もう一方の手で肩を他動的に動かしたとき,肩関節周囲炎(五十肩)では,コリコリという音を感じることがある.

どんな病変でも,抵抗運動を行わせることで診断できる.腱炎(反復性外傷)であれば,目的とする腱の抵抗運動の際に痛みと制限が生じたときに診断は確定される.

軟部組織病変の診断において以下の3つは診察上忘れてはならない.

1 自動運動
2 抵抗運動
3 他動運動

痛みが意味するもの（図 3.1）

1 抵抗外転運動における痛み

　患者は 90 度まで両肩を外転させ，その間に検者はこの運動に抵抗を加える．もし，それで痛みが生じるなら，診断は棘上筋腱炎である．このような症状の場合，肩の X 線検査を行うと肩関節内の棘上腱実質内に石灰沈着がみられることがある．この病態でのステロイド注射は禁忌ではなく，逆に非常に効果的である．当然のことながら，肩への注入は関節包に対してであり，腱自体に注入しよ

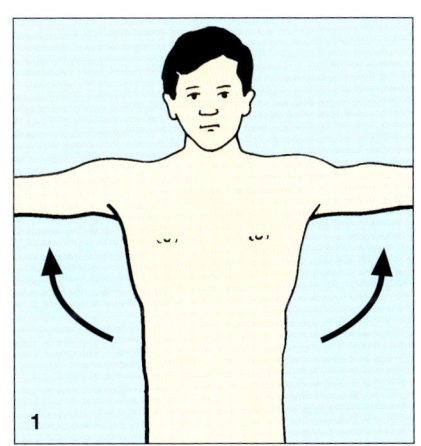
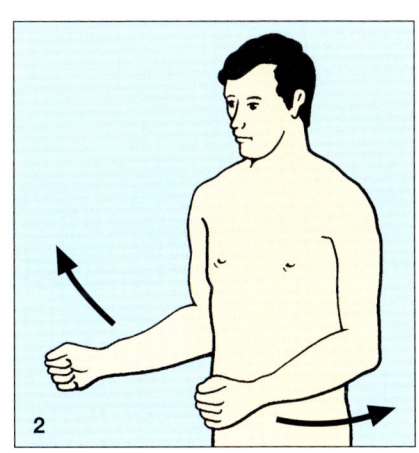
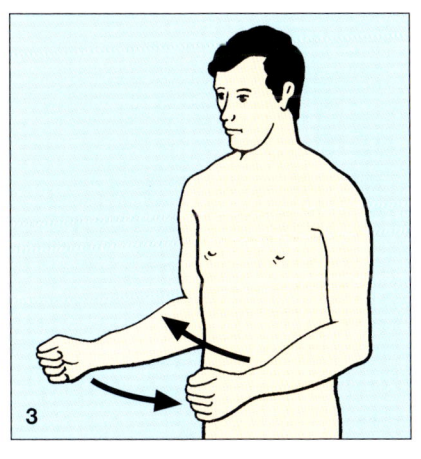
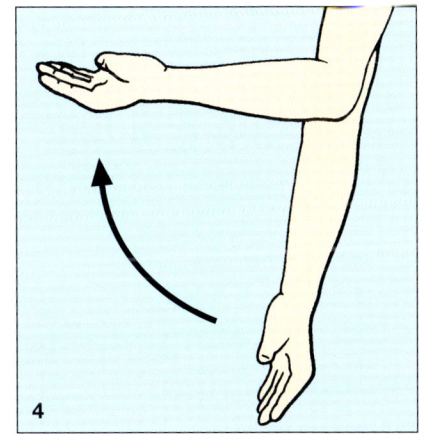

図 3.1　評価すべき運動

うとしてはならない．

　もし，腕が90度（水平）から180度（垂直）までに上がる間に痛みが発現するようなら，これは肩鎖関節の関節症を示唆する（26ページ参照）．

2　抵抗外旋運動

　両側の肘を体壁に押し付け，前方を指差して，肘は90度に屈曲する．患者が手を外側に押しだせば肩の外旋となる．検者は抵抗を加える．痛みが出れば棘下筋腱炎が示唆される．

3　抵抗内旋運動

　両側の肘を体壁に付け，肘を90度に曲げ，検者に抗して手を内側へ引き込む．このとき痛みを感じれば肩甲下筋腱炎を疑う．

4　前腕の抵抗回外と肘の屈曲

　検者に抗して肘を屈曲させる，あるいは肘を90度屈曲のまま検者に抗して前腕を回外させる．このとき肩の外側端に痛みを感じれば，二頭筋腱炎を示唆する．代わりの試験としては肘を伸ばしたまま，抵抗に反して腕を前方挙上させるものがあり，これも肩の外側部に痛みをもたらす．

注射テクニック

肩関節前方アプローチ（図3.2）

　患者に，座って，腕を固定せず体の横に置いて肩を外旋してもらう．目的が肩関節腔への注射であることを忘れないでいてほしい．

　2 mLの注射器と1インチ（2.5 cm）の針（ブルー針）を用い，1％リドカイン1 mLとステロイド溶液1 mLの混合液を用意する．肩峰の下で，肩甲骨の烏口突起先端の外側かつ上腕骨頭の内側において，針は水平からやや外側を向けて前進させる．これらメルクマールは容易に触診できる．左手で肘を保持して上腕を内外旋させると，上腕骨頭を触診することはことさら簡単である．上腕骨頭の内側に針を進め，肩関節腔内に到達する．プランジャーに抵抗を感じなくなったら注入する．肩関節腔内にステロイドを注入するのであって，狭く小さいスペースである上腕骨頭と関節窩の間に入れるのではないことを記憶しておいてほしい．

注射の後，患者に肩関節をよく動かすよう指示する．すでに，ステロイド溶液に混ぜた局所麻酔薬のため，これらの運動を行っても痛みはないはずである．

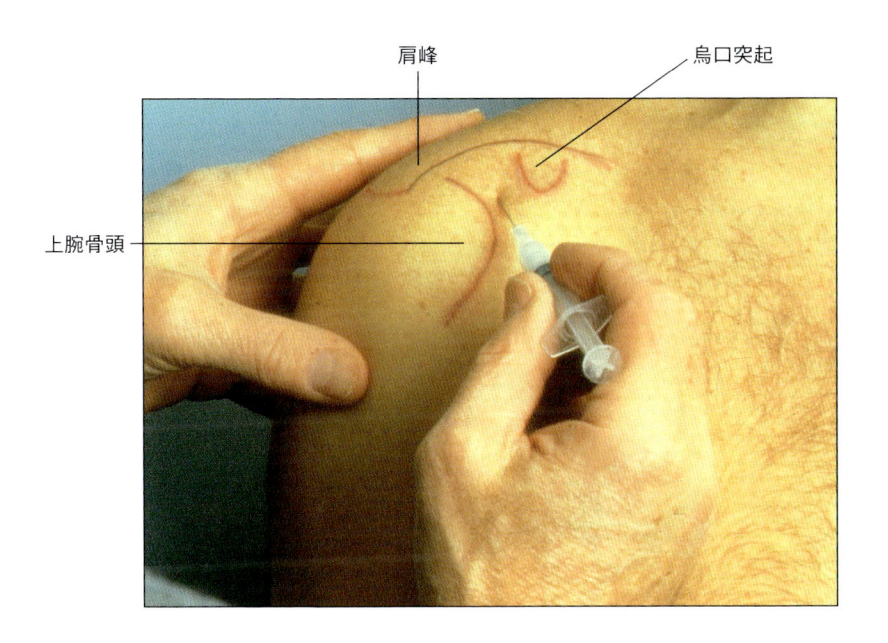

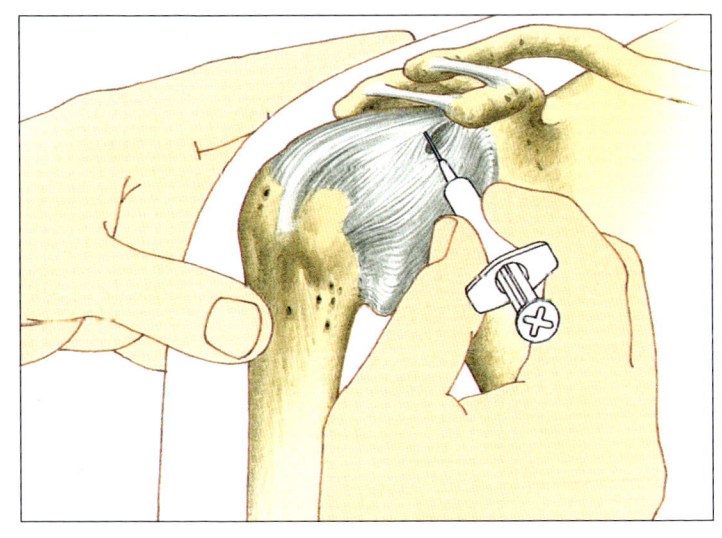

肩峰
烏口突起
上腕骨頭

図 3.2　肩関節前方アプローチ

肩関節側方（肩峰下）アプローチ（図 3.3）

　患者は，座って腕を固定せず体の横に置くが回旋する必要はない．肩の外側端を触れ，肩峰突起の先端から約 0.5 インチ（1.3 cm）下に，爪でしるしを付ける．1.5 インチ（3.8 cm）の針を付けた 2 mL の注射器に 1％ リドカイン 1 mL とステロイド 1mL を吸い混合する．しばしば上腕の皮下脂肪がこの部分で厚いことがあり，長めの針を使用するのが望ましい．肩峰突起の下で内側に向けて，水平かつ棘上窩方向やや後方に針を進める．針の 1 インチ（2.5 cm）が挿入されたとき，溶液を注入する．

　肩峰下滑液包炎では，しばしば液体の貯留を認める．それは肩峰の両側で波動として触れることができる．これは，ステロイドと局所麻酔薬を注入する前に吸引してもよい．肩峰下滑液包炎はライター症候群，外傷後，または関節リウマチ，痛風などで起る場合がある．ときどきハイドロキシアパタイトの結晶（骨のミネラルであるハイドロキシアパタイトの結晶を形成するカルシウム 99％）に起因する場合がある．この疾患の診断は，液体の貯留もその 1 つであるが，患側の腕を胸の前を横切り反対側までもっていくように指示することで確定する可能性がある．その肘頭部を叩くと，肩峰の下に介達痛がみられる．

　ほとんどの場合，肩関節は肩峰下腔に交通しているので，肩峰下滑液包炎に対する吸引や注射に加えて，腱板障害のためにも側方アプローチは有用である．実際のところ，肩関節へのアプローチは個人の好みによるところが大きい．側方でも前方でも，後方でも，腱板や五十肩のような障害においては治療効果という点では同じである．

肩峰

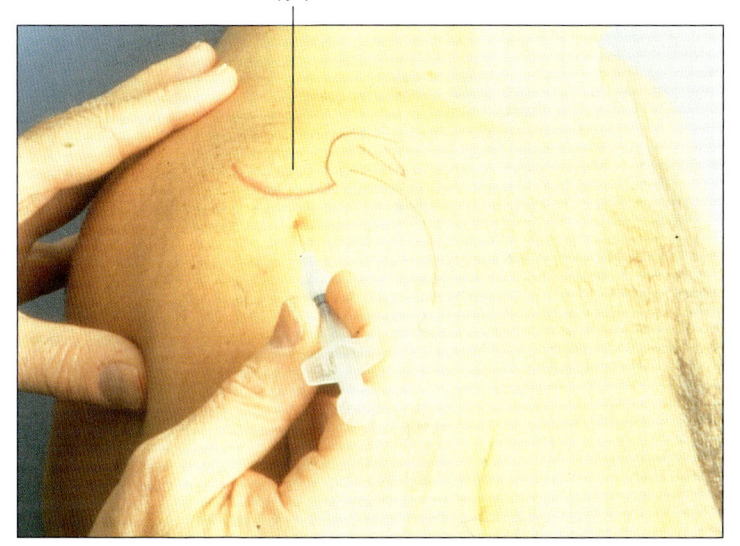

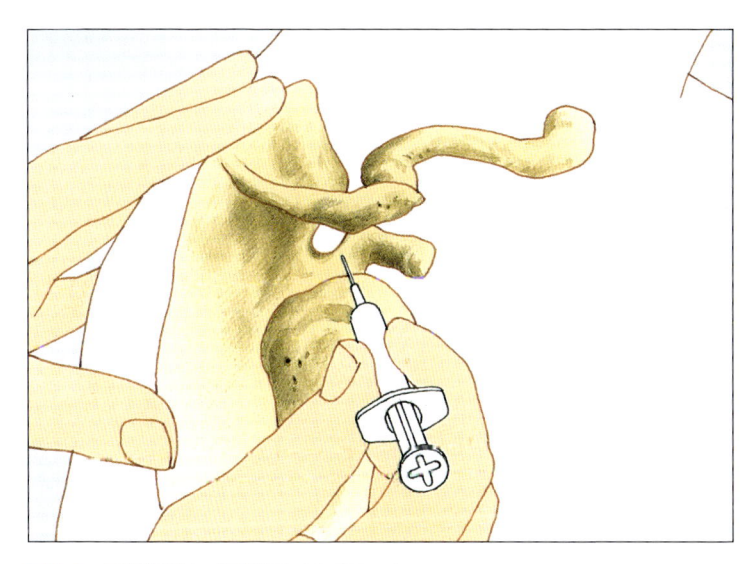

図 3.3 肩関節側方（肩峰下）アプローチ

肩関節後方アプローチ（図 3.4）

　1％リドカイン 1 mL とステロイド 1 mL を 2 mL の注射器に入れ使用する．1.5 インチ（3.8 cm）の針を使用するのは，ここでも，特に肥満患者では後方の皮下脂肪がとても厚いことがあるからである．患者は，術者に背を向けて座る．母指の先で肩峰突起の後部角を触れる．同じ手の示指を烏口突起部分に置く．示指と母指を結んだ線を想像し，それが，針が進むべき道筋となる．

　母指から，1 インチ（2.5 cm）下の刺入点（すなわち，肩峰の先端より下で上腕骨頭の内側）から，烏口突起をマークしている示指の方へ前進させる．針先が肩関節腔に入れば，注入の際に抵抗がないであろう．

　このアプローチは腱板損傷のすべてと五十肩に対しても有用である．

二頭筋腱炎 bicipital tendinitis

　患者は肩の外側端に痛みを訴える．腱板炎由来の痛みと鑑別するための所見は，

- 触診にて二頭筋腱溝上に圧痛がある
- 前腕の回外抵抗運動をさせると肩先に痛みを生じ（ヤーガソンテスト），さらに前腕屈曲の抵抗運動で二頭筋腱溝上に痛みを生じる．

　二頭筋腱溝（結節間溝）は，上腕骨頭の前外側端で触知可能である．被験者が自ら上腕を内旋，外旋すると，溝はより容易に触知できる．

　この疾患は長頭腱の損傷に起因するが，実際には腱鞘炎であると強調したい．この疾患を治療するために，二頭筋腱と腱鞘の間のスペースに直接 1％リドカイン 1 mL とステロイド溶液 1 mL を混合して注射をする．二頭筋腱実質に薬液を注入しないよう気を付けなければならない．それは腱破裂を引き起す可能性があるためである．

　注射の後，薬液が正しい空間に注入されれば，圧痛と回外抵抗運動の際の痛みは即座に軽減するであろう．

　腱炎がどのような状態であっても，

1. 抵抗運動で痛みが出現する場合にのみ診断できるものである．
2. 痛みが運動に伴わない場合，他の病態が示唆される．

肩　25

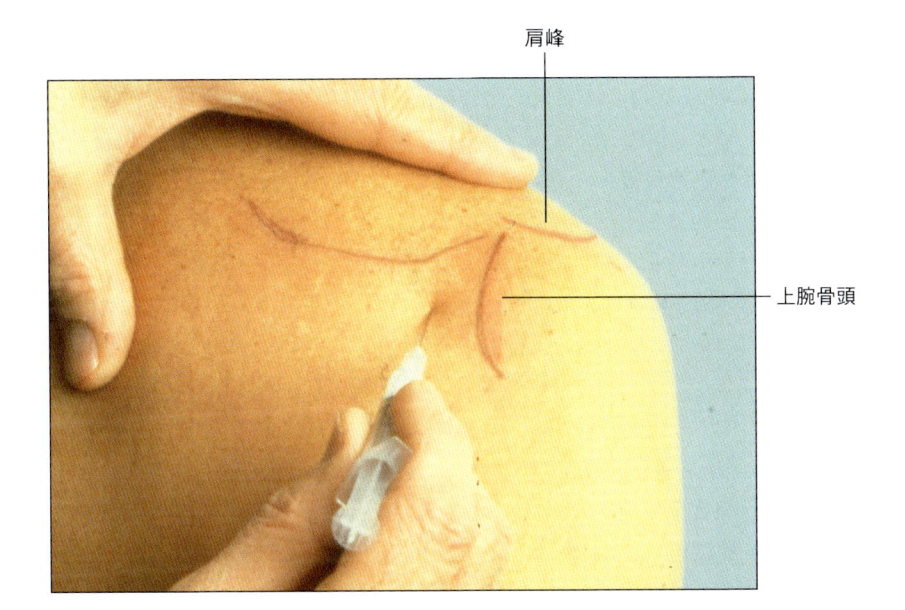

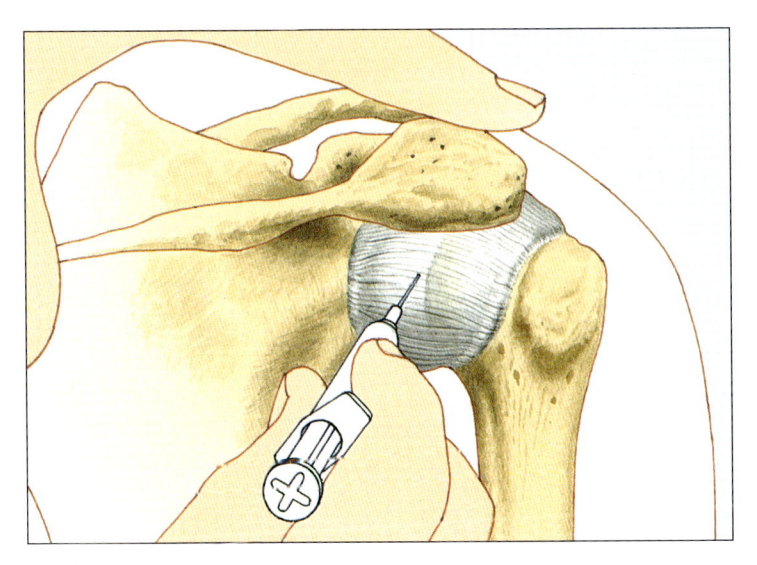

肩峰

上腕骨頭

図 3.4　肩関節後方アプローチ

注射テクニック（図 3.5）

- 2 mL 注射器に 5/8 インチ（1.6 cm）の針をつけて使用する．1 mL ステロイドと 1％リドカイン 1 mL を混合する．
- 患者は外側に置いた患肢を固定せずに座り，上腕は外旋してもらう．容易に触知できるはずであるが，二頭筋溝で最も痛みが強い部分の真上に母指の爪でしるしを付ける．そこが針を刺入する目安となる．
- 皮膚のしるしのすぐ遠位から上方に向け針を入れ，二頭筋溝に進める．針先が腱の実質に入ると，抵抗は著しく増加する．内筒に穏やかな圧をかけながら，針をゆっくり引くと抵抗が消えるところがある．そこが腱鞘内であり，そこに 2 mL の溶液を注入する．

肩部痛の比較的一般的な原因であるこの疾患の診断と治療は，価値のあるものだ．かつて，肩部痛を有する多くの患者がステロイド注射に必ずしも反応しない，というステロイド注射の使用に対して批判的な意見があった．それは，臨床医が二頭筋腱炎を診断するための特異的な臨床テストや検査をせず，漠然とすべての肩部痛をより一般的な腱板障害に分類していることがあまりに多いからともいわれている．このような理由から，より確実な鑑別診断を行えば，すべての肩の病変に対する注射治療は，必然的により高い成功率につながるのである．

肩鎖関節 acromioclavicular joint

変形性関節症 osteoarthritis は，50 歳以上の患者における肩鎖関節の痛みの一般的な原因である．患者はまさに関節の上に痛みを訴え，診察によって診断は確かになる．

- 関節裂隙の上に骨棘が触知できるかもしれない．それは変形性関節症の明らかな指標となる．
- 水平位から垂直位への肩の外転は，肩鎖関節に疼痛をもたらす．
- 肩甲帯を突き出し，肘は屈曲 90 度で腕をあごの下，胸部正面から強制的に内転すると肩鎖関節に痛みを訴える．
- 胸部後方に腕を強制的に内転させると，最大内転位で，疼痛が生じる．

局所麻酔薬の局部への診断的投与で，疼痛は軽減する．コルチコステロイドの肩鎖関節内注入は，変形性関節症の自然経過を変えるわけではないが，痛みを長

肩　27

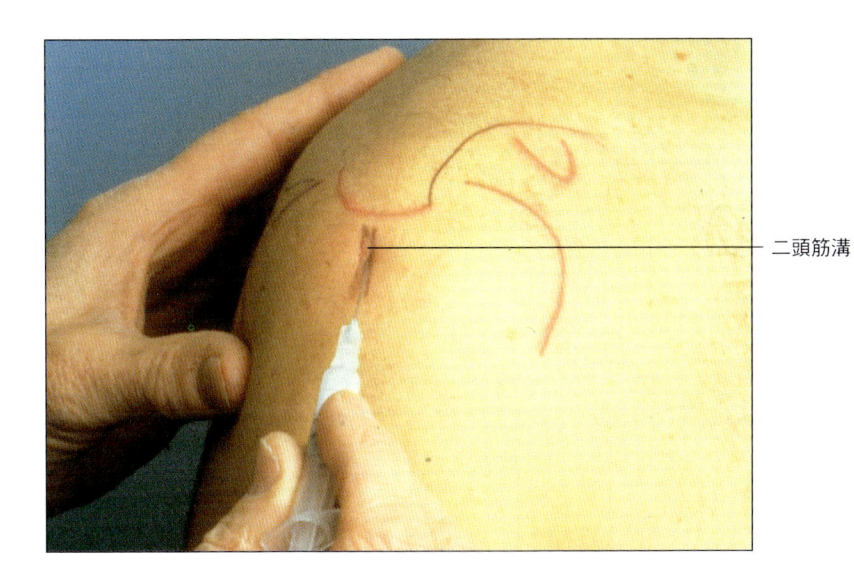

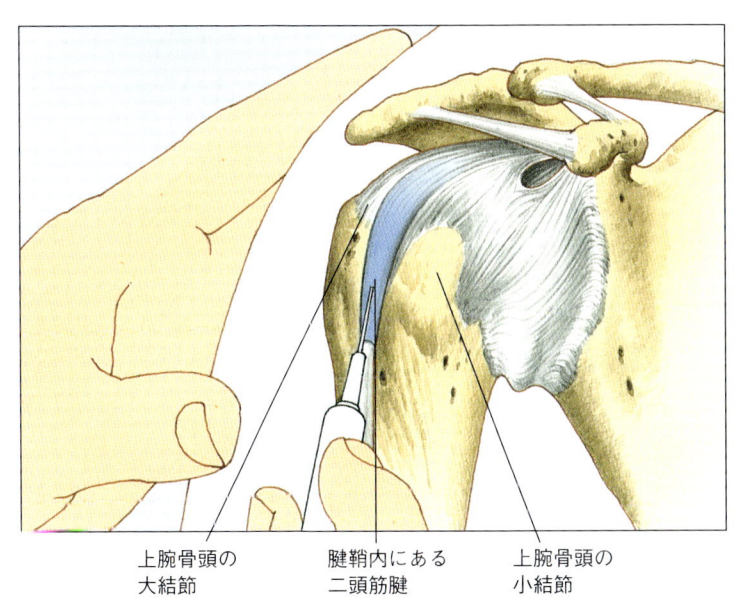

二頭筋溝

上腕骨頭の　　腱鞘内にある　上腕骨頭の
大結節　　　　二頭筋腱　　　小結節

図 3.5　二頭筋腱炎における腱鞘内注射

期に渡って和らげる有益な処置法である[2].

注射テクニック（図 3.6）

肩鎖関節はとても小さく，液体の注入は 0.2～0.5 mL がやっとである．5/8 インチ（1.6 cm）針をつけた 2 mL の注射器を使用する．必ずしも局所麻酔薬を混ぜる必要はなく，最高 0.5 mL のトリアムシノロンアセトニドを注射する．丁寧に関節裂隙を触れ，針を頭側からあるいは前方から刺入し，針先だけが関節内に入っていることを確認すればよい．骨棘があるために刺入は難しいこともあるが，いったん針が入れば，より奥に進め肩関節内に入れることは容易である．

2005 年に報告された研究（26 件の研究のメタ解析）で，腱板炎と五十肩に対する肩峰下コルチコステロイド注射は，症状改善という点においては有効とされた．効果は 9 ヵ月間続き，非ステロイド性抗炎症薬（NSAID）よりも有効で，高用量ほど効果的という結論であった[3]．2005 年の無作為研究において，肩の能力障害質問票の点数は，コルチコステロイド注射をした群において改善した．さらに，理学療法によって 6 週間後には他動外旋も改善したと報告されている[4]．費用結果分析を行った研究では，プライマリケアにおける新規の肩部痛に対するコルチコステロイド注射は，理学療法と比較した場合に，改善度は同等であったが，費用対効果に優れていたという結論であった[5]．2006 年に報告された研究では，肩の症状を主訴に病院を訪れる患者数が，地域密着型の発症推定値より実質的に低いとされた．紹介の大部分は患者が初診して 3 ヵ月以内であるにもかかわらず，専門医に紹介されるのはごく少数であるという．Oxford では，一般開業医は肩の疾患の正確な診断を下す自信がないのかもしれないと推察されていた[6]．

引用文献

1 Akgun K et al (2004) Is local subacromial corticosteroid injection beneficial in subacromial impingement syndrome? Clin Rheumatol. **23**(6): 496-500.
2 Buttaci CJ et al (2004) Osteoarthritis of the acromioclavicular joint: a review of anatomy, biomechanics, diagnosis and treatment. Review [24 references]. Am J Phys Med Rehabil. **83**(10): 791-7.
3 Arroll B and Goodyear-Smith F (2005) Corticosteroid injections for painful shoulder: a meta-analysis. Br J Gen Pract. **55**: 224-8.
4 Ryans I et al (2005) A randomised controlled trial of intra-articular triamcinolone and/or physiotherapy in shoulder capsulitis. Rheumatol. **44**: 529-35.

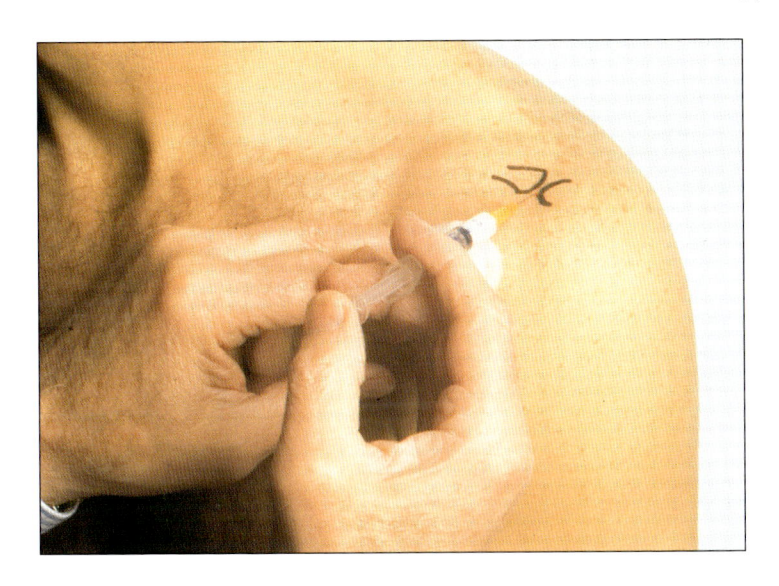

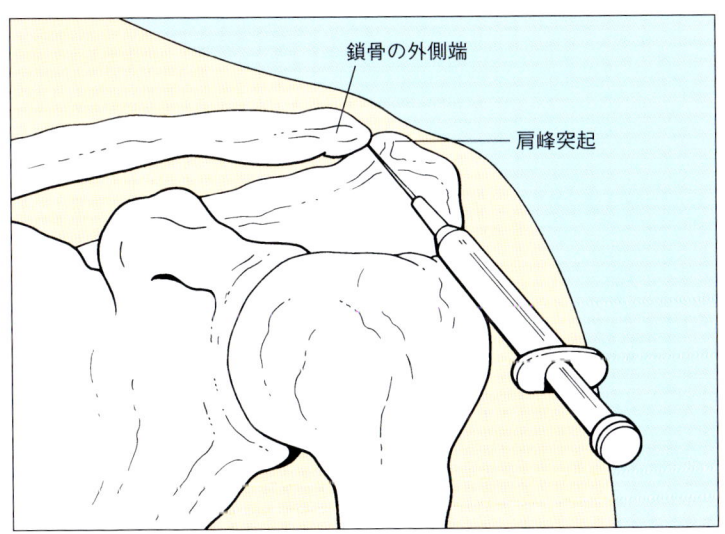

図 3.6　肩鎖関節の変形性関節症

5 James M et al (2005) A cost analysis of local corticosteroid injection and physiotherapy for the treatment of new episodes of unilateral shoulder pain in primary care. *Rheumatol.* **44**(11): 1447-51.
6 Linsell L et al (2006) Prevalence and incidence of adults consulting for shoulder conditions in UK primary care: patterns of referral and diagnosis. *Rheumatol.* **45**(2): 215-21.

第4章 手関節と手

頻度

　通常，手関節や手，手指で軟部組織の病変は起る．関節リウマチや他の関節症ではこれらの病変がしばしば生じやすい．変形性関節症は関節リウマチの約4倍の頻度で起り，原発性変形性関節症では常染色体優性遺伝形式の家系内発症がみられる．変形性関節症で最もよくみられる病変は，遠位指節間関節 distal interphalangeal joint（DIP関節）に生じるヘバーデン結節と，母指の手根中手関節 carpometacarpal joint（CM関節）に生じる病変がある．上記以外の変形性関節の病変における，遺伝的な影響はあまり明らかになっていない．二次性の変形性関節症は，スポーツや外傷性滑膜炎の結果，生じることが多い．

ステロイド注射が有効な病態

- **変形性関節症** osteoarthritis：母指CM関節に影響を及ぼした場合．
- **関節リウマチ** rheumatoid arthritis：近位指節間関節 proximal interpharangeal joint（PIP関節）もしくは中手指節間関節 metacarpopharangcal joint（MCP関節）の炎症の急性増悪．
- **手根管症候群** carpal tunnel syndrome：手首における正中神経圧迫（神経絞扼）に起因する．この状態は，肥満，粘液水腫，先端巨大，妊娠などの体重増加に起因するものや，関節リウマチ，膠原病，変形性関節症，過去の外傷で手関節の骨に影響を及ぼした場合に生じる可能性がある．手根管症候群は，女性で経口避妊薬を服用している場合にしばしば起る．
- **母指の腱鞘滑膜炎** tenosynovitis of the thumb（ドゥ・ケルヴァン病 de Quelvain's disease）：特に短母指伸筋腱と長母指外転筋腱は，職業性外傷や反復ストレスの後に炎症を起しやすい．

- **ばね指** trigger finger：特発性のこともあるが，関節リウマチに起因するものがより一般的である（初期症状，進行期のいずれでも生じる）．母指を含む手掌のいずれの屈筋腱腱鞘でも生じる．

母指手根中手関節（CM 関節）

母指 CM 関節は，ステロイド注射によく反応する数少ない変形性関節症の病変である（他の関節では，肩鎖関節の治療反応性がよい）．一般に『洗濯女の母指 washerwomen's thumb』とよばれ，このタイプの変形性関節症は，家事などでの反復性の雑用に伴って引き起される．

症状と診断

一般に，患者は関節周辺の痛みを訴える．そして，伸展状態の母指を他動的にさらに伸展させることで痛みが生じる場合，母指 CM 関節症と診断できる．X 線検査では，しばしば骨棘が観察できる．骨棘の存在は小関節腔への注射を難しくすることがある．

機能解剖

この関節は，大菱形骨と母指の中手骨の結合で成り立っている．母指の進展と外転により痛みを生じる．そして，深部圧痛が関節上の『解剖学的嗅ぎタバコ入れ』に存在する．患者が母指を屈曲させて，手掌へ押し込むと，容易に触知できる．小さいにもかかわらず，CM 関節の関節腔には，約 0.5 mL のステロイド溶液を注射することができる．

注射テクニック（図 4.1）

患者は，できるだけ母指を手掌の中の遠くに押し込んで，人差し指と中指でその母指を維持する．背側の関節線を触知したら，母指外転筋腱を避けるよう注意しながら，側面より注射を行う．小さい 5/8 インチ（1.6 cm）の針を使用して，最高 0.5 mL のトリアムシノロンアセトニドを注射する．一部の医師は等量のリドカインの使用を好むが，通常リドカインは必要ない．

手関節と手　**33**

大菱形骨　　　母指 CM 関節基部

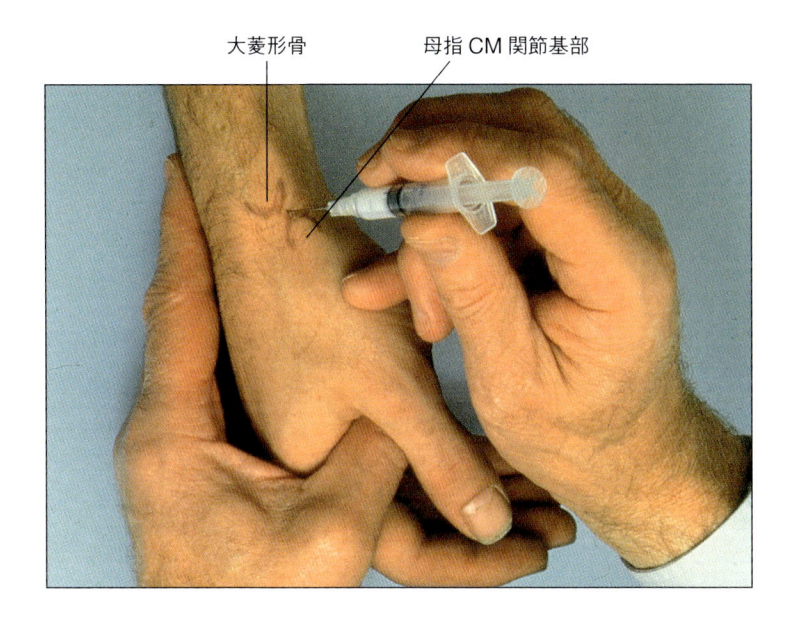

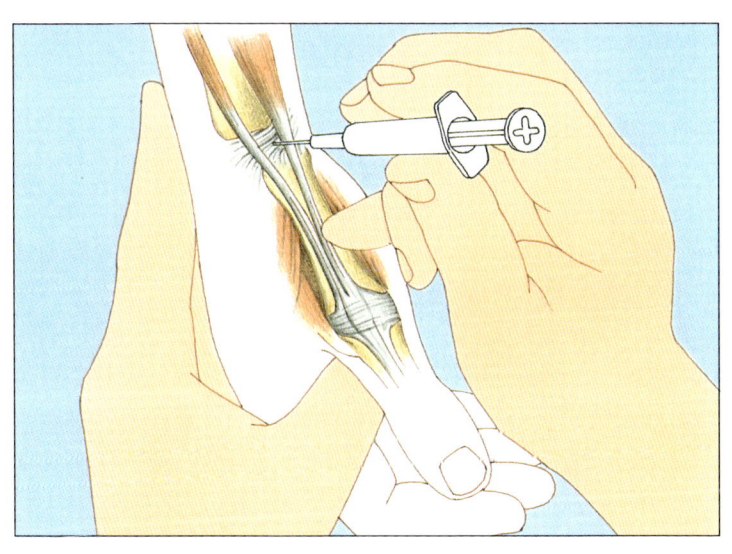

図 4.1　母指 CM 関節

中手指節間関節(MP 関節)
および指節間関節(IP 関節)

　関節リウマチにおいてよくみられる手の小関節の急性増悪に対し,関節腔や関節包または炎症滑膜に直接トリアムシノロンアセトニドを注射することは,しばしば有益である.

機能解剖

　単純な関節ではあるが,MP 関節腔は触診で触れる指関節より遠位にあることと,1つの掌側靱帯と2つの側副靱帯を伴う楕円関節であることを忘れてはならない.IP 関節は単純な,1つの掌側靱帯と2つの側副靱帯を伴う蝶番関節である.関節注射する際には各関節の両脇に神経血管束が存在することを覚えておかなければならない.

注射テクニック

　関節線を触診しながら,たいていは軽く牽引し関節腔を拡げて,0.25〜0.5 mL のトリアムシノロンアセトニドを前外側より関節腔に注射する.関節腔は非常に小さいため,触った程度でも非常に痛がる場合を除いて,リドカインの混注は必要ではない.これら小関節に対して1度に2〜3カ所を注射することは適切で,最大6ヵ月にも及び寛解を持続させることができる[1].

手根管症候群 carpal tunnel syndrome

症状と診断

　手根管症候群はおそらく最も頻度の高い神経絞扼障害であり,一般に男性より女性に多い.手掌において,屈筋支帯の深部に入る部分の正中神経の圧迫に起因する障害である.典型的な症候は,手首から前腕に放散する痛みである.また正中神経の障害による手掌,すなわち母指,示指,中指,環指半側の感覚異常があり,この感覚異常は夜間に発作的に生じ,起床し手や腕を動かすことにより軽快する.未治療のまま放置すると,症状は増悪し,母指球の萎縮を引き起す.

　中指は,しばしば最初に影響を受け,かつ最も症状の重い指である.患者はすべての手指の感覚異常を訴えることがあり,診断上の問題を引き起すことがあ

る．おそらくこれは，正中神経のみならず尺骨神経も含めた神経絞扼に起因するものと考えられる．尺骨および正中神経の間には解剖学的につながりがあると考えられている．病歴が典型的な場合には，すべての指に感覚異常があったとしても，自信をもって手根管症候群の診断を下すことはできる．

　先に述べたように，回復を確実なものにするには，基礎疾患や合併症の存在を認識し，治療することが重要である．

ティネル試験 Tinel's test

　これは，信頼性が高い診断検査である．屈筋支帯の上，特に長掌筋腱と橈側手根屈筋腱の間を，打腱器で打つ．患者が，正中神経支配領域にチクチクするような感覚異常を訴えた場合，ティネル試験は陽性である．

ファーレン試験 Phalen's test

　これはもう 1 つの有効な確認試験である．1 分間程度，深い屈曲位で手関節を保持する．この試験により，痛みと典型的感覚異常が再現できる．

　診断は筋電図検査で確認することもできる．筋電図検査は診断が確定できない場合に行うとよいだろう．頸椎，例えば頸椎椎間板症や脊椎症による C5 または C6 の神経絞扼から生じている腕の痛みや感覚異常を除外するのに必要である．

機能解剖

　正中神経は手首の長掌筋腱の後方に位置し，手掌の深くで屈筋支帯に入る．屈筋支帯は手掌の近位 1/3 をカバーしている密度の高い線維帯で，ここに長掌筋腱が入り込む．長掌筋腱は最も中心かつ表在性に存在する腱である．手首を抵抗に対して屈曲させた場合に顕著になる．したがって，長掌筋腱を特定することは重要で，これにより正中神経の正確な位置を特定できる．約 13％のヒトは長掌筋がないため，その場合には，正中神経は浅指屈筋と橈側手根屈筋の腱の間にあることが確認できる．手掌に入ると同時に，正中神経は手根管内に存在し，そこで正中神経の指枝に分かれる．

注射テクニック（図 4.2）

　軽度の手根管症候群の治療は，まずは単純な減量の指示と利尿薬（例えばヒドロクロロチアジドまたはシクロペンチアジド）の内服である．夜間の副子も治療の一助となり，妊娠初期の手根管症候群では推奨される治療である．妊娠 16 〜 18 週まではステロイド薬の注射は賢明とはいえない．これらの単純な手段が成功しない場合に，ステロイド注射は望ましい手段で，およそ 60％以上の症例で

有効である．もし，2～3度注射しても反応しない場合，または，非常に重要なことだが正中神経の損傷，例えば母指球筋の萎縮がみられる場合には，外科的減圧法を考慮する方が賢明である．

　患者と向い合って座り，患側の手を上方に向け，安定したものの上に乗せる．抵抗に対して手関節を屈曲させるようにすると，長掌筋腱がはっきりと見えるようになる．手首にあるしわの遠位部に，正確に母指の爪でくぼみ（注射部位のためのしるし）を作成するか，腱の橈側の皮膚にしるしを付ける．そこが最もよい注射部位である．可能であれば，手首の遠位部のしわに注射することで，より少ない痛みで注射することが可能となり，患者の負担は軽減される．約13％のヒトに長掌筋腱がないこともあり，もし長掌筋腱が同定できない場合には，浅指屈筋と橈側手根屈筋の腱の間のくぼみを触れ，そこの手首の遠位部のしわにしるしをつける．表在する血管は確実に避けるようにする．

　1 mLのステロイド薬（例えばトリアムシノロンアセトニド単独）を2 mLの注射器を用いて投与する．針は1インチ（2.5 cm）のものを使用する．正中神経領域の指と手掌の不快な痺れを数時間引き起す場合があるので，局所麻酔薬は加えない．手根管圧迫症候群の症状自体，多くの患者には非常に不快であるため，数時間とはいえ症状を再現することはさらなる不快をもたらし，言うまでもなくその医師も不評となる．

　手首を真っ直ぐにし，遠位に，かつ45度の角度で，ほぼ針の根元まで刺すべく前進させる．これは，ステロイド溶液が，屈筋支帯の後の手根管にすぐに留まることを確実にする．このとき快適かどうかを常に患者に尋ねて，痛みがないことを確認する．正中神経指枝への不注意な刺入は，手掌からその指先まで広がる痛みになりうる．これが起りそうな場合，注入する直前に針を少し引き抜く．血管内に注射しないよう注射前に軽く吸引し，血液の逆流がないか確認する．これにより抵抗なく容易に注射をすることができ，注射により引き起される痛みや不快感を最小限にできる．

　正中神経は，長掌筋腱の後部に位置する．針を挿入して即座に異常感覚を引き起した場合，針が正中神経の実質に入ったことを示唆する．この場合にはわずかに針を引き抜いて，やや外側にして再び針を進める．このような操作により，神経自体の損傷を防ぐことができる．

　若干の急性痛が注射の後，最高48時間までに経験される可能性があると患者に伝える必要がある．単純な鎮痛薬が効果的であることをアドバイスし，注射後

24～48時間は安静にするよう指導する．

　症状は数日以内に改善するが，安心させることが重要である．もし症状が両側性の場合，最初に一方に注射しておいてから，その効果を待った方がよい．もう一方は自然軽快し，さらなる治療が必要ないこともある．症状の改善が認められ

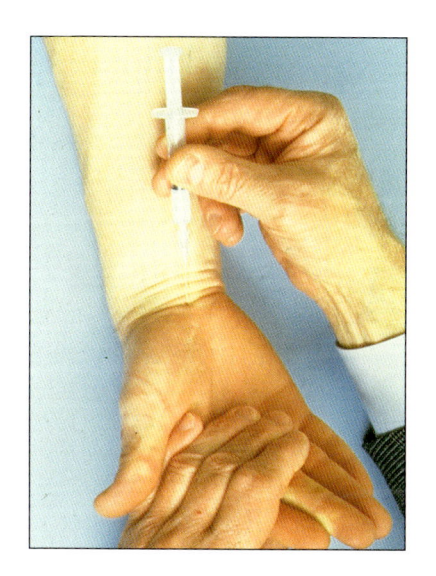

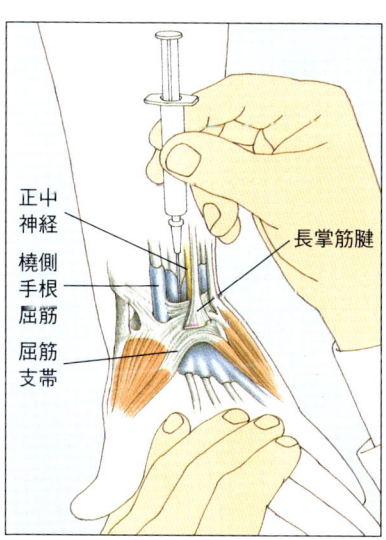

図 4.2　手根管症候群

ない場合，約 3 週間あけてから再注射を試みるのが適切である．3 回注射しても改善がみられない場合，外科的減圧術を考慮するのが賢明である[2]．

ドゥ・ケルヴァンの腱鞘滑膜炎
de Quervain's tenosynovitis

症状と診断

　この状態は，通常反復性の負担や，スポーツ外傷または職業上の障害により引き起される．患者は，腱の走行に沿って痛みを訴える．診察では若干の腫脹と捻髪音が母指の動きに合わせて感じられることがある．診断は患者に握り拳をするように指示し，母指を手掌に屈曲させた状態で，屈曲した手関節を尺側にむけることにより確認できる．これは，痛みを再現させる．母指の外転・背屈によっても痛みが生じる．

機能解剖

　ドゥ・ケルヴァンの腱鞘滑膜炎は長母指外転筋腱と短母指伸筋腱に影響を及ぼし，炎症を引き起す．橈骨茎状突起を交差し，『解剖学的嗅ぎタバコ入れ』の前面を形成する滑液鞘を形成するにつれて，これらの腱は結合する．腱は滑液鞘とともに走行する．そして，腱鞘滑膜炎では，滑膜表面は粗くなり，腱の動きに応じて痛みと捻髪音を生じる．注射の目的は，腱と腱鞘の間のスペースに局所麻酔薬を混ぜたステロイド薬を注入することである．

注射テクニック（図 4.3）

　5/8 インチ（1.6 cm）（20 G，25 G）針を使用して，2 mL の注射器で 1％ リドカイン 1 mL を混ぜた 1 mL のステロイド薬を使用する．最も圧痛を感じる部位の遠位より腱に沿って針を入れ，中枢側に向って腱の実質に針を進める（患者にとって遠位部への注射はより痛む）．その際，注射時に抵抗が感じられる．注射器に軽く圧をかけながら，抵抗を感じなくなるまでゆっくりと針を引き抜く．このとき，針の先端は腱鞘内にあり，2 mL の溶液全てを注入することが可能である．溶液が注入されると，腱鞘が目に見えることもある．

　どのステロイド薬も選択可能である．除痛効果は通常劇的で，即効性がある．

手関節と手 **39**

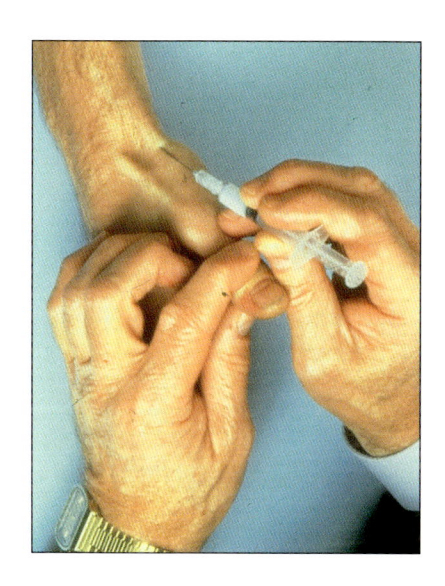

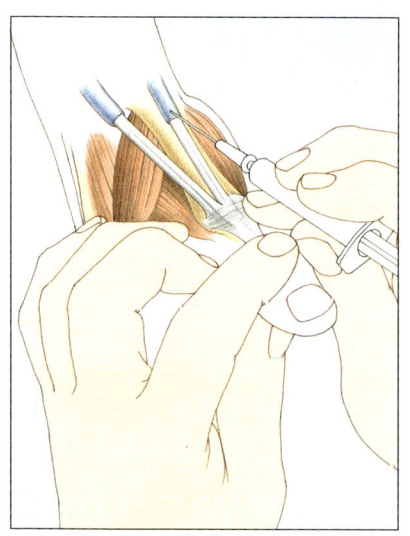

図 4.3 ドゥ・ケルヴァンの腱鞘滑膜炎

注射後の指導

2～3日は患部を安静にし，痛みが生じるような動きや，原因となった仕事を避けるよう勧めるのが賢明である．再燃は，反復する負荷や，おそらくは誤った手の使い方が原因で引き起こされる．それゆえ，職業に関して適切なアドバイスをする必要がある．

ばね指 trigger finger

症状と診断

ばね指は特発性の場合があるが，初期および晩期の関節リウマチでは一般的で，手掌の屈筋腱の一部または全部がおかされる．通常，中手指節関節（MP関節）部に位置するしわの直近の屈筋腱に沿って圧痛を伴う結節を触知できる．注射はこの小結節にではなく腱鞘内に行う．患者の訴えは，患指に屈曲時に生じる不快な引っかかりである．通常，この引っかかりは，障害関節を強制的に伸ばすことにより解除できる．当然，手や指を使う機械や複雑な仕事に従事する人は誰でもばね指の危険がある．

機能解剖

手掌にあるいずれかの（表層および深部に存在する）屈筋腱をおかす腱鞘滑膜炎である．これらの腱は，手根管を横断するにつれて，滑液鞘に包まれる．腱鞘が連続的で指骨の終端まで広がる小指と，腱鞘が指の先端まで連続する母指（長母指屈筋）を除いて，これらの屈筋腱は屈筋支帯の上に約1インチ（2.5 cm），中手骨に沿って約半分程度広がっている．腱の末端の線維性滑液鞘は関節の上ではより薄い．

注射テクニック（図 4.4）

5/8インチ（1.6 cm）針を付けた2 mLの注射器で，1％リドカイン1 mLを混ぜ合わせたステロイド薬1 mLを投与する．MP関節上のしわの上から針を刺入して，中枢側に向って屈筋腱まで針を進める．

患者に患指を屈曲するよう指示し，刺入した針が動くようであれば，針が腱に入っていることが確認できる．その状態であれば，注射に対する抵抗（内筒を押

手関節と手　41

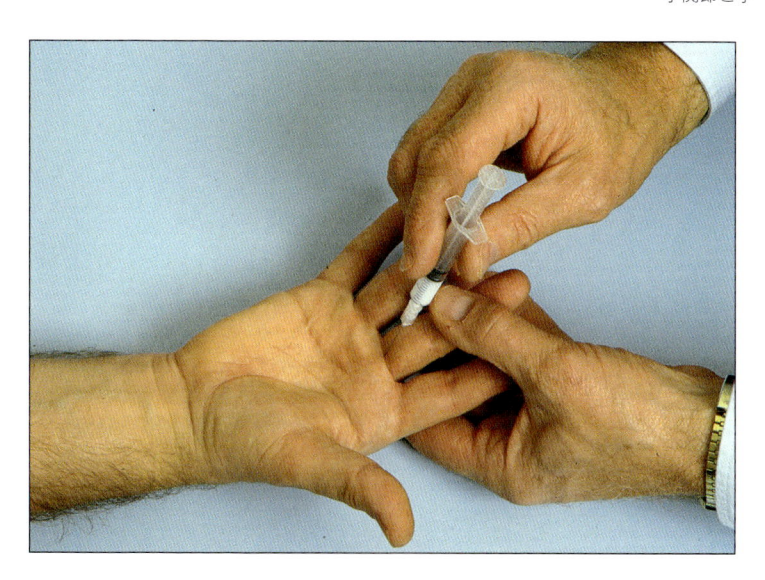

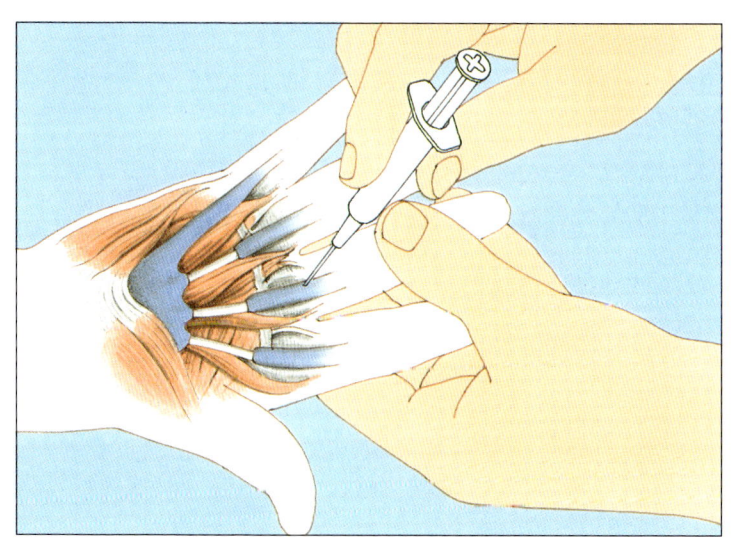

図 4.4　ばね指

すときの抵抗感）も感じることができる．内筒を押しながらゆっくりと針を抜いていく．すると急に抵抗がなくなり，その時点で，腱鞘に薬液が注入可能となる．

　溶液の緩徐な注入により，注射部位に隣接した腱鞘の一部が拡大する．これはすなわちステロイド薬が正しい部位に注入された徴候である．

　腱の断裂を招くこともあるため，決してステロイド薬を腱の実質に注射してはならないことを強調したい．前述したように，注射は力を入れることなく容易にできるものであり，溶液も滑らかに注入できる．

　ばね指はステロイド薬に非常によく反応するが，再発することも多く，臨床的に必要であれば年に 2～3 度注射する場合もある．さらなる再発の場合には，外科的腱鞘解放術が必要かもしれない[3]．

引用文献

1　Raman J（2005）Intra-articular corticosteroid injection for first carpometacarpal osteoarthritis. *J Rheumatol.* **32**: 1305-6.
2　Agarwal V *et al*（2005）A prospective study of the long term efficacy of local methyl prednisolone acetate injection in the management of mild carpal tunnel syndrome. *Rheumatol.* **44**(5): 647-50.
3　Nimigan A *et al*（2006）Steroid injections in the management of trigger fingers. *Am J Phys Med Rehabil.* **85**(1): 36-43.

第 5 章　肘

　最も頻度の高い肘の軟部組織病変は，肘の屈曲や伸展に影響を及ぼす病変で，いわゆるテニス肘とゴルフ肘である．一般的にテニスでの悪い前腕の動きや悪いゴルフスイングが原因である．これらの病変では腱鞘をもたない腱実質（腱骨膜結合部）自体が炎症を起す腱炎であり，腱鞘自体が炎症を起す腱鞘滑膜炎とは異なる．

テニス肘 tennis elbow

　急性テニス肘は，前腕の伸筋腱の負荷により生じる若年〜中年に一般的な疾患である．上腕骨外側上顆炎として知られ，伸筋腱の上腕骨外側上顆への付着部の負荷で生じる．それは，反復運動，例えば，ねじ回しや研磨などの仕事がしばしば原因となる．テニス，スカッシュまたはバドミントンの適切ではないバックハンドやフォアハンドでのドライブもまた原因因子となりうる．

　ごくまれに，二次性の骨沈着物が痛みと圧痛の原因となる．この場合，後術する手関節の背屈運動に抵抗を加えるテストでは痛みを再現できない．疑いがある場合には，ステロイド薬を注射する前に，肘関節の X 線写真を撮る必要がある．

症状と診断

　触診にて，非常に強い痛みが生じ，上腕骨の外側上顆に限局性の痛みがある．この痛みは，肘を伸ばした状態で，抵抗に対して手関節を背屈させることによって再現できることがある．それ以外の肘の動きはすべて正常である．

機能解剖

　前腕と手の伸筋の一般的な付着部は，上腕骨の外側上顆である．これらは，基本的に腕橈骨筋，橈側手根伸筋，尺側手根伸筋と指の筋肉である．それらの筋の付着部に対する負荷は，この部位で腱炎を引き起こし，容易に限局性の急性圧痛を

誘導できる．患者に，抵抗に対して手関節を背屈させると，検者はピンポイントで病変部位を指摘することができる．

注射テクニック

5/8 インチ（1.6 cm）の針を付けた 2 mL の注射器で，1 mL のステロイド薬を投与する．ステロイド薬に局所麻酔薬を混ぜ合わせるべきか否かは，個人的な選択となる．局所麻酔薬（例えばリドカイン）を使用することにより，圧痛点の同定が妨げられることを知っておく必要がある．ステロイド薬単独で使用することは，患者にとってより痛みを伴うが，疼痛部位もしくは圧痛部位のすべてを見つけ出すことができるため，注射による治療の全般的な成功率は高くなる．

1 回の注射で腱骨膜付着部の圧痛点をすべて同定し，薬剤を浸潤させることが成功の秘訣である．最初に，抵抗に対して患者の手を伸ばし，最大圧痛点を特定し，注射の刺入部位を母指の爪でしるしを付ける．針を中枢方向に挿入した後に（図 5.1），針が圧痛部位にあるかどうかを確認しながら，時計回りの方向に，扇状に皮下で針を動かしていき，各部位に 0.1〜0.2 mL のステロイド薬を合計 1 mL，すべての圧痛部位に正確に注入する．これは，「胡椒入れ pepper pot」テクニックともいわれる（図 5.2）．

腱炎を起している圧痛部位すべてに薬液を浸潤させるこのテクニックを用いることにより，テニス肘とゴルフ肘の治療の成功をより確かなものとし，再発の頻度を減らすことができる．

この処置の間，患者は座っているか，ベッドに横になっている．注射後の疼痛が最大 48 時間持続する可能性があるが，その後痛みは弱まっていくことを説明する必要がある．注射後 1〜2 日間は，手の安静を保たなければならない．注射後 1 週間程度は，患腕でバックを持ったり，ショッピングをしたりしないよう，指導しなければならない．

ゴルフ肘 golfer's elbow

この状態はテニス肘の病変と似ているが，病変は上腕骨の内側上顆に付着する前腕屈筋に由来する．内側上顆炎として知られており，ゴルフ選手の適切ではないバックスイングや，屈筋群に影響を及ぼす反復運動が，原因であることが多い．

肘　**45**

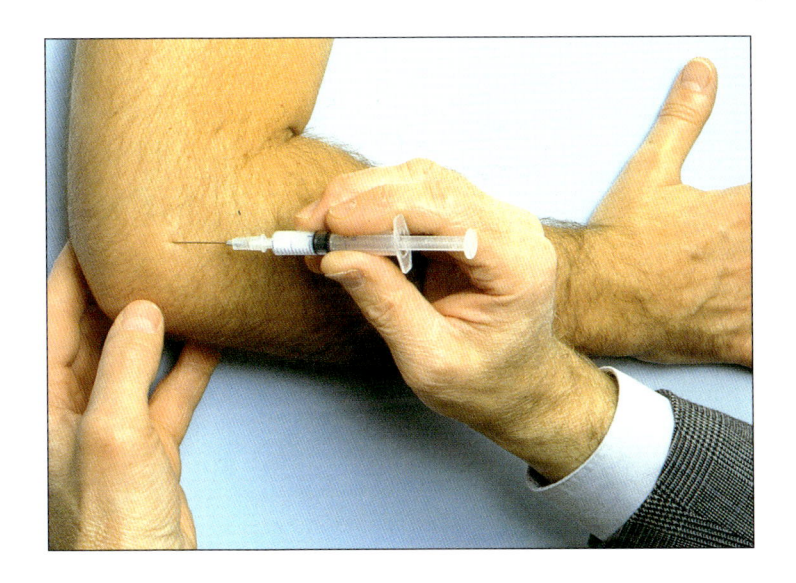

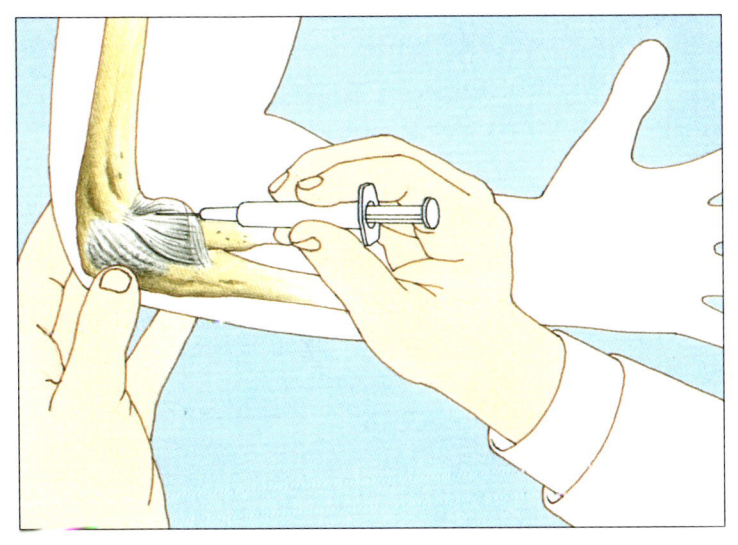

図 5.1　テニス肘

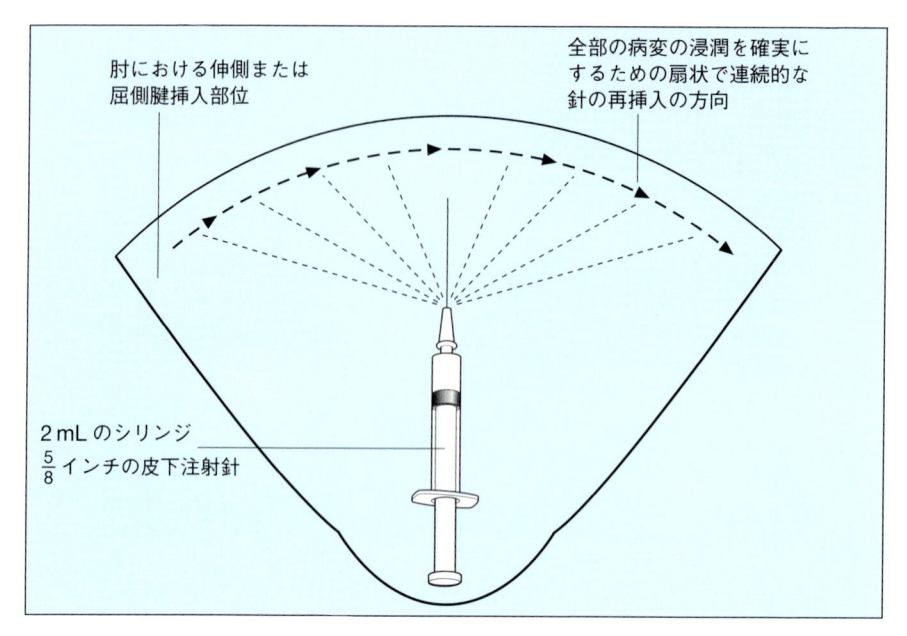

図 5.2　外側または内側上顆肘

症状と診断

　患者は内側上顆の上に急性圧痛を訴える．患者に，抵抗に対して手首を屈曲させるよう指示することにより容易にこの部位に痛みを再現できる．

機能解剖

　屈筋群に共通する内側上顆の腱付着部がおかされる．それらの筋は橈側手根屈筋，浅指屈筋，尺側手根屈筋と長掌筋である．テニス肘と同様に，病変は腱骨膜付着部に限局性である．尺骨神経が内側上顆より後方の肘部管に近い位置にあって，注射針で容易に穿刺される可能性があることに注意しなければならない．針を刺した段階，薬液を注入する前に，医師は尺骨神経領域（すなわち小指と薬指の尺骨側）に痺れがないことを確認しなければならない．

注射テクニック（図 5.3）

　患者は医師に背を向けて座るか，ベッドに横になって，患肢を背中の後ろに

肘　**47**

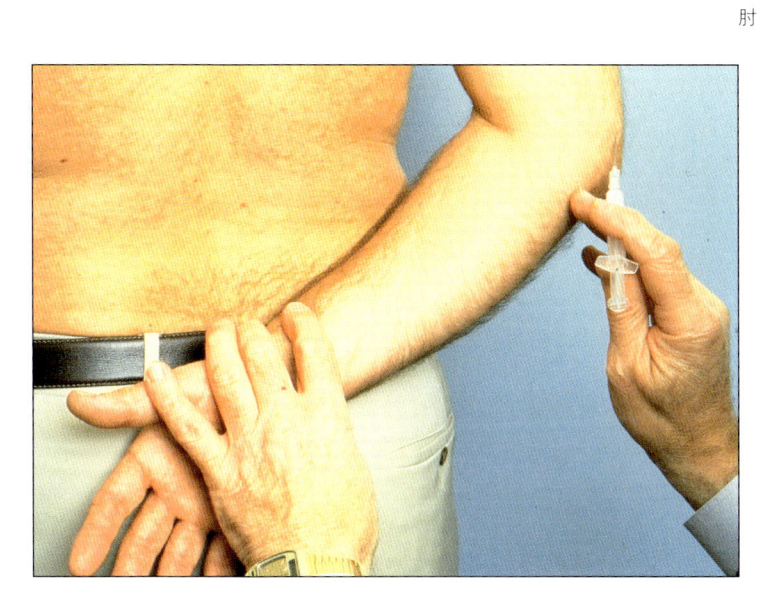

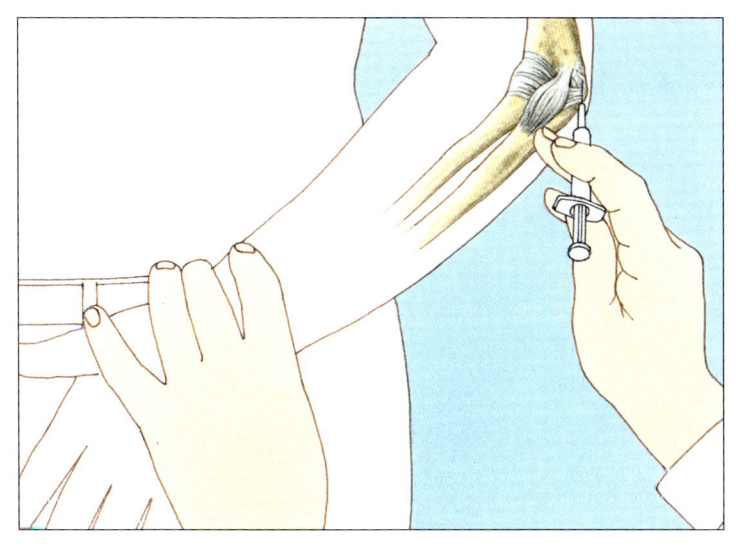

図 5.3　ゴルフ肘

し，手の甲を臀部にのせる．内側上顆の圧痛部位は，抵抗に対して手首を屈曲させることにより同定できる．針を入れる部位に，母指の爪でくぼみを作ってしるしを付ける．

5/8インチ（1.6 cm）針を付けた2 mLの注射器で1 mLのステロイド薬を投与する．テニス肘の治療で述べたような方法で，圧痛部位全てに薬液を浸透させる（図5.2）．

注射後の指導

テニス肘の治療後と同様，注射後の指導は必須である．注射後，数日は痛みを伴う運動を回避する．注射後48時間は疼痛があることもあり，その後徐々に快方に向かうことを忘れてはならない．沈痛薬が1～2日必要な場合がある．必要に応じて3～4週の間隔をあけ，1年で3回程度の再注射が必要な場合もある．

リポジストロフィー

テニス肘とゴルフ肘は表在性の病変であり，注射は腱骨膜付着部の線維性実質の深部に注射する必要があることを忘れてはならない．このことは，注射が骨膜に触れることを事実上意味する．これが確実になされないと，皮下脂肪にステロイド薬を注入してしまう可能性がある．その場合には，脂肪融解による皮膚のくぼみが形成されることがある．注射する際には，将来起りうる苦情を少なくするためにも，あらかじめその可能性について説明するのが賢明である．より強力なステロイド薬はリポジストロフィを引き起しやすいといわれるが，いずれのステロイド製剤でも皮下脂肪層に注射すれば，生じる可能性はある．

肘頭部滑液包炎 olecranon bursitis（図5.4）

この状態は，一般診療でよく遭遇する，痛みを伴う滑液包の疾患の1つである．反復性の軽い外傷後に起る場合があって，「学生の肘 Student's elbow」としても知られている．痛風が原因で引き起されることもあるので，他に明らかな原因がない場合，その可能性を検討しなければならない．リウマチ性疾患では，小結節が滑液包で触知できる場合がある．また痛風では，痛風結節がみられる場合がある．

肘関節と肘頭突起後方の滑膜組織は非常に豊富で弛緩している．そして，一般

肘頭滑液包腫脹

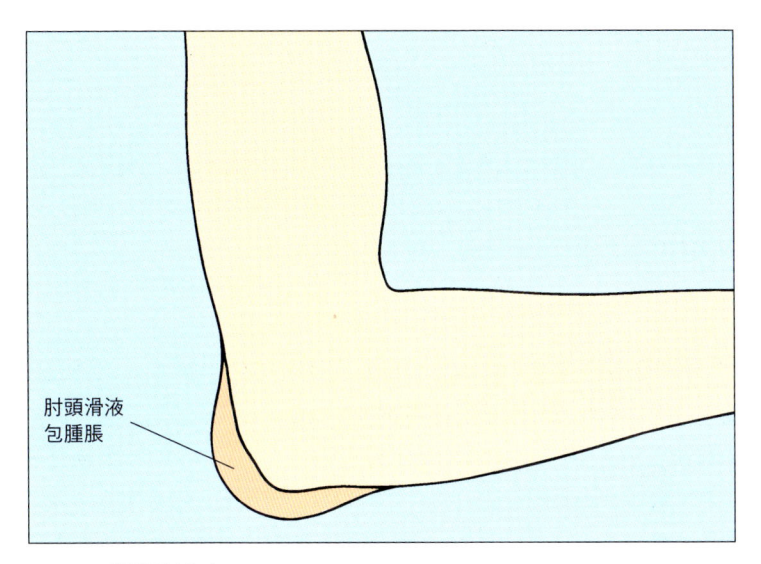

図5.4 肘頭滑液包炎

的に滑液包は澄んだ黄色の粘性の高い滑液で満たされている．腫脹が現れた場合，しばしば増大し，触診すると緊満と波動を感じる．急性感染では，滑液包がときどき発赤し，抗生剤治療が必要となる．しかしながら，明らかな感染がないことがよくあり，吸引が単純な治療となる．1.5インチ（3.8cm）の針を使用して滑液包に刺入し，10mLの注射器を使用して滑液を吸引する．滑液包内が房状になっている場合があり，完全に滑液包内を空にするには，針を滑液包内で動かす必要がある．

　鏡検により，感染では多形核白血球を，痛風では尿酸結晶を証明できる．堅い弾性包帯は，滑液包の再充満を予防するために使用する必要がある．反復吸引が必要な場合もある．何度も再発を繰り返す場合，吸引後に1mLのステロイド薬を注射することもあり，有望な再発予防策となりうる．

　注射と吸引の後，肘の回りに堅い伸縮性のある弾性包帯，もしくは包帯を二重にして肘のまわりに装着させる．これは再び滑液包が充満するのを防ぐ．

肘関節

症状

　疼痛を伴う肘関節病変は，関節炎の増悪時や外傷後滑膜炎（例えば，慣れない状態で，手を伸ばして旅行カバンなどの重い荷物を運ぶなど）で生じる．屈曲，回内と回外といった全ての動きは，痛みを悪化させる．

機能解剖

　肘関節は，上腕骨の下端上腕小頭 capitulum と橈骨頭で形成される関節に加え，上腕骨滑車，そして尺骨の滑車切痕で成り立っている．滑膜は広範に広がっており，前側に滑膜外脂肪とともに柔らかい触知可能なクッションを形成する．上腕骨外側上顆，肘頭突起と橈骨頭の間の骨端を指で同定し，この柔らかいクッションを前側方に触診することにより，最も容易に肘関節への注射が可能となる．先に述べた骨端で三角形が形成されるが，その中心が最も適した注射部位である．前腕を受動的に優しく動かし，橈骨頭を軽く回内・回外と動かすことにより関節腔が明らかとなり，注射を容易にする．

注射テクニック

　患者は座位とし，検査ソファーまたはテーブルに座り，前腕を 90 度の角度にして安静にする．前述のように注射部位に母指の爪でしるしを付け，指をアルコール綿の上に載せているようにする．前側方にむかって 1〜2 cm 針を刺入し，1〜3 mL のリドカインを混ぜたトリアムシノロンアセトニドなどのステロイド薬を 1 インチ（2.5 cm）の注射針を用いゆっくり注入する．注射は非常に簡単で障害なく行われなければならない．もし注射時に抵抗を感じる場合には，容易に終了できるまで，針を少し動かす．

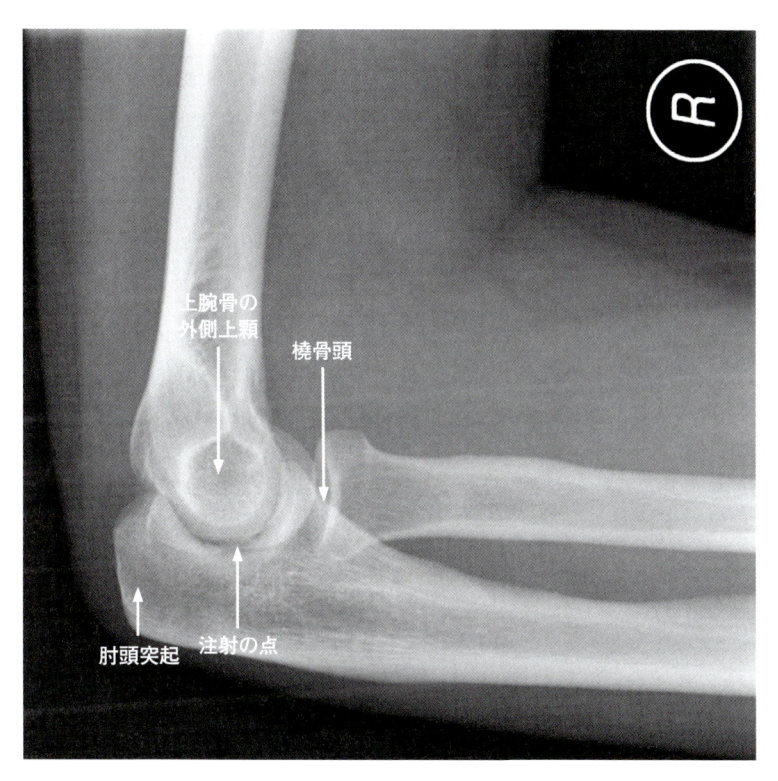

図 5.5　右肘，側面撮影像

第 6 章　股関節と大腿周辺の疾患

股関節

　現在では股関節へのステロイド注入は一般的には行われていない．他の関節内注射よりも手技が複雑であるため，一般医がそれを行うことはお勧めできない．さらには，人工股関節置換手術の術式とインプラントの著しい進歩によって，変形性股関節症の管理はこの数年間で急激な進歩を遂げた．しかしながら，日常診療において容易に治療されうる病態もいくつか存在するのも事実である．

大腿骨転子部滑液包炎 trochanteric bursitis

　これは関節リウマチまたは軽度の外傷後に起る場合がある．患者は股関節周辺，大腿骨大転子外側に痛みを訴え，就寝時に患側を下にする姿勢をとると増悪する．滑液包は可動性で触診により圧排され，しばしば多房性で，大転子と大殿筋の後外側面に存在する．

　大腿骨転子部滑液包炎が大転子疼痛症候群 greater trochanter pain syndrome（GTPS）としてより周知されるべきであるという考え方は，近年では整形外科医とスポーツ専門医の間でのコンセンサスとなっている[1]．

　家庭教育や衝撃波療法と比較したコルチコステロイド単回注入の短期優位性は，1ヵ月を越えると低下すると見なされている．この疾患はレクリエーションスポーツに従事する成人の股関節痛を伴うオーバーユース症候群である．3つの滑液包，股関節内転外旋回旋筋群，大転子，腸脛靭帯の解剖学的関係によって，この部位に生物力学的な刺激が生じやすくなっていると考えられている．核磁気共鳴映像法（MRI）は異常所見の検出において信頼性が高く，他の滑液包病変に比べて GTPS はより高い相関を示すといわれている．これらの研究からは大腿骨転子部滑液包の腫脹はまれであり，そのため股関節外側周辺の痛みを GTPS と総称するべきであると提唱されている．

股関節と大腿周辺の疾患 **53**

左側臥位

転子部滑液包

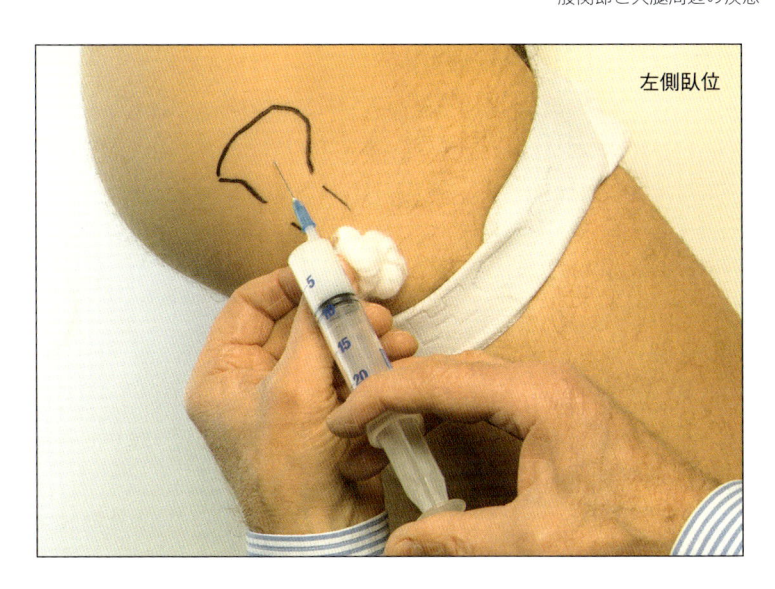

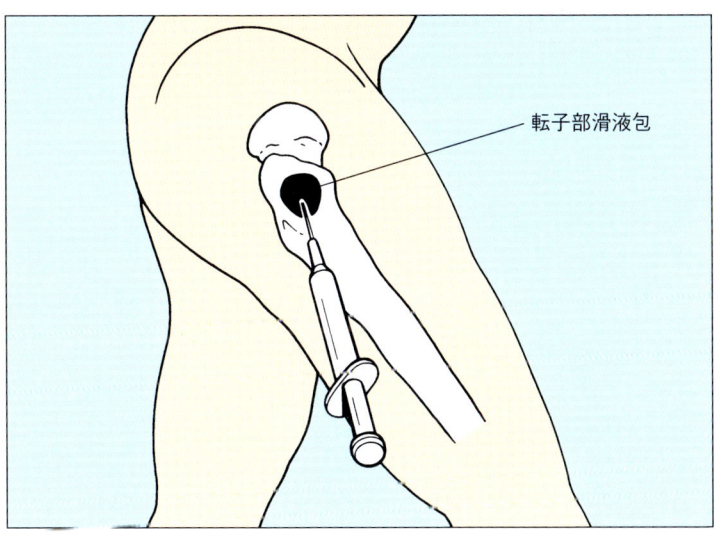

図 6.1　大腿骨転子部滑液包炎

注射テクニック（図 6.1）

　患側を上にした側臥位で股関節を屈曲させ，大転子周辺で最も圧痛を感じる部分に，10 mL シリンジを取り付けた 1 インチ（2.5 cm）針を骨に達するまで垂直に刺入する．次に少し針を引き抜き，透明な黄色の液体を吸引する．その位置に針を残したまま，1mL のステロイド液が入ったシリンジと交換し，滑液包と殿部筋膜の固い繊維性の付着部位に注入する．

腸恥滑液包炎 ischiogluteal bursitis

　臀部深く坐骨結節上に痛み（深部痛）を感じ，特に固い物の上に座ることによって増悪するのが特徴的である．この骨性隆起（突起）の内側領域は大殿筋の坐骨包を含む線維脂肪組織に覆われている．滑液包は坐骨結節と坐骨神経上に広がっている．座位時に自覚する深部痛のため，しばしば坐骨神経痛と混同され，鑑別診断を必要とする．下肢伸展挙上試験 straight leg raising（SLR）は通常正常であるが，臀部深部に圧痛点が存在し，可動性のある腫脹（こぶ）を触れる場合がある．

　長時間固い表面や自転車サドル上に座ることによって，痛みが誘発される可能性がある．

注射テクニック（図 6.2）

　うつ伏せか，患側を上にした側臥位で股関節を屈曲する．最も圧痛を感じる箇所に 2 mL シリンジを用いて 1％リドカイン 1 mL とステロイド 1 mL を混注する．滑液包に到達するには 1.5 インチ（3.8 cm）より長い針が必要である．注入が適切であれば痛みと圧痛は直ちに消失するため，診断的ブロックとしても意味がある．

股関節と大腿周辺の疾患　**55**

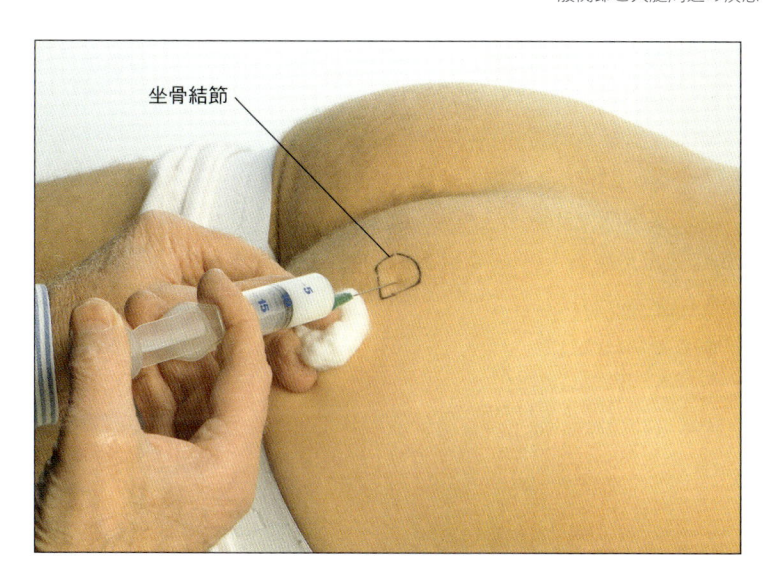

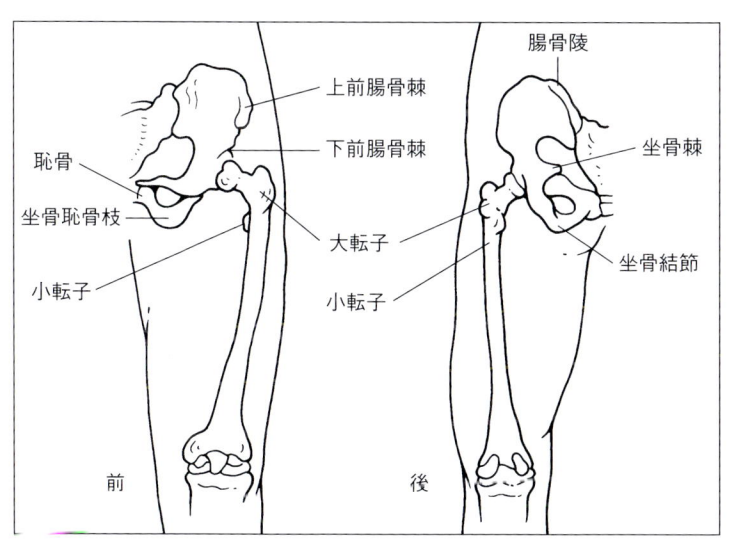

図 6.2　腸恥滑液包炎

知覚異常性大腿痛 meralgia paraesthetica

　外側大腿皮神経が上前腸骨棘の 3.9 インチ（10 cm）下方内側の深在筋膜部分で圧迫を受けることによって生じる絞扼性神経障害である．外側大腿皮神経は大腿中部の前外側領域の知覚を支配する．大腿前面から側面にかけての感覚異常（や痛み）が典型的であり，しばしば歩行や長時間の立位で増悪する．肥満患者によくみられ，姿勢の変化によって影響を受ける可能性がある．大腿前面領域の痺れ感と痛覚鈍麻がみられ，神経が大腿に入る部位で圧痛を確認して診断が確定される．

　初期症状は帯状疱疹初期との鑑別が難しいことから，注射まで 2 週間待つのが賢明であろう．

注射テクニック（図 6.3）

　上前腸骨棘の 3.9 インチ（約 10 cm）下方内側の，圧痛を感じる部位周辺に 1 インチ（2.5 cm）針と 2 mL のシリンジを用いて，1％リドカイン 1 mL とステロイド 1mL を混合して慎重に浸潤させる．

　再発防止のためには姿勢や減量に関するアドバイスが有用である．慢性患者はときに外科的に外側大腿皮神経の圧迫解除術を必要とすることがある．

股関節と大腿周辺の疾患　**57**

上前腸骨棘

上前腸骨棘
4インチ（10 cm）
外側大腿皮神経

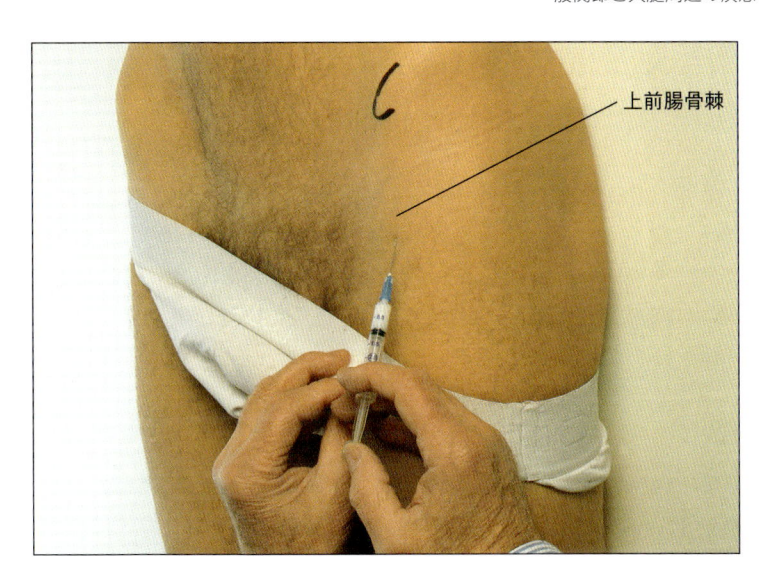

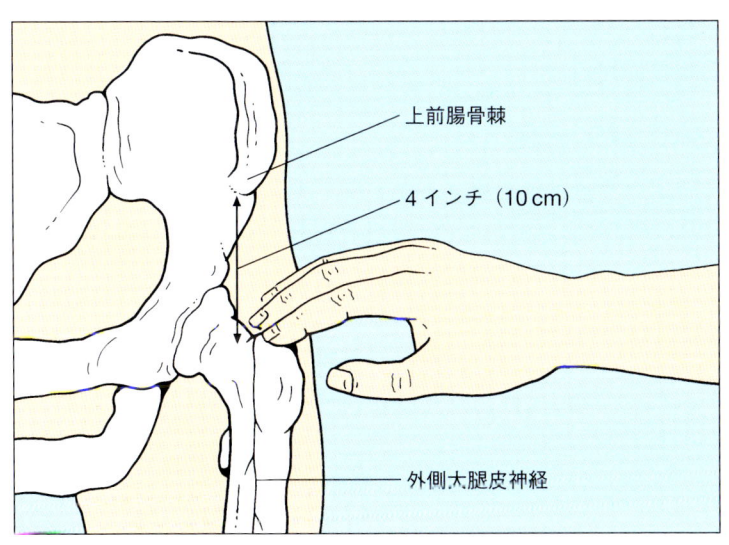

図 6.3　知覚異常性大腿痛

腸脛靱帯摩擦症候群（腸脛靱帯炎）
iliotibial band friction syndrome

症状と診断
　長距離走ランナーやサイクリスト，スキーヤーに多く，ゴルファーやウォーカー（競歩選手）にもみられるオーバーユース障害である．一般的に男性の方が多い．痛みは膝関節外側（大腿骨側）に生じ，しばしば大腿外側に放散する．大腿骨外顆上に圧痛がみられる．

機能解剖学
　腸脛靱帯は大腿外側の大腿筋膜が肥厚したもので，上前腸骨棘から脛骨近位前外側のガーディー結節にまで及ぶ．膝関節の屈曲伸展によって靱帯は前後に動き，大腿骨外顆の箇所で摩擦を引き起す．痛みが激しい場合には，ステロイド注入の適応がある．そうでなければディープティシューマッサージや温熱療法，抗炎症薬が有用である．

注射テクニック（図 6.4）
　ヘキサセトニドまたは酢酸メチルプレドニゾロン（Depo-Medrone®）0.5〜1 mL と 1％ リドカイン 0.5〜1 mL の混合液を，1インチ（2.5 cm）針を用いて大腿骨外顆外側の最も圧痛を訴える箇所に注入する

引用文献

1　Rompe JD *et al*（2009）Home training, local corticosteroid injection, or radial shock wave therapy for greater trochanter pain syndrome. *Am J Sports Med.* **37**(10): 1981-90.

股関節と大腿周辺の疾患　**59**

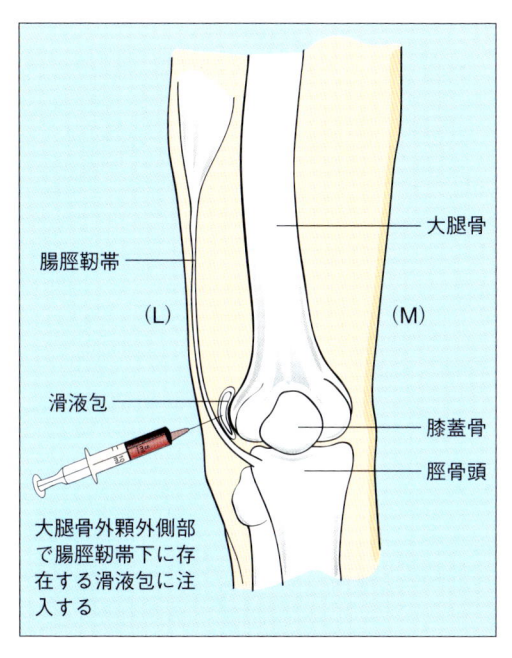

図 6.4　腸脛靭帯摩擦症候群（腸脛靭帯炎）

第7章　膝関節

　膝関節の関節液貯留は一般診療でよくみられるので，関節穿刺とステロイド注射は自信をもって行っていただきたい．

　関節液貯留の原因はさまざまで，外傷，側副靱帯損傷，十字靱帯と半月板損傷，出血性関節症，リウマチ性疾患，変形性関節症，ライター症候群，痛風，偽性痛風，乾癬，まれに膝蓋軟骨軟化症などが挙げられる．

　膝蓋前滑液包と膝蓋下滑液包（『聖職者の膝 clergyman's knee』，『家政婦の膝 housemaid's knee』の原因となる部位）は，繰り返し膝をつくことによって，同部に圧力または外傷が起るもので，膝関節の水腫と混同してはならない．膝蓋前滑液包炎は，炭鉱夫やカーペット作業者によくみられた．後者は感染の症状と類似し，膝関節液の貯留と鑑別しなければならない．離断性骨軟骨炎では，膝関節内に遊離体を生じ，膝関節液の貯留と関節のロッキングの原因となる．膝後方のベーカー囊胞は，膝関節の急激な深屈曲によって破裂する可能性がある．これは関節リウマチで起りやすい．

症状と診断

　膝関節液貯留は視診で明らかとなることがよくある．患者の両膝を，最初は立たせて，次いで診察台に寝かせて観察しなければならない．

　以下の徴候を確認するために膝蓋骨を触診する．

- 関節液の貯留によって膝蓋骨の丸い輪郭線は消え，膝蓋骨近位に膨隆が生じ，触診においては痛みを伴うことがある．「膝蓋跳動」は貯留液が少なければ痛みも少なく触知しにくいが，貯留液は膝蓋骨の外側と内側で波動として触知できる．
- 滑膜肥厚は滑膜炎を示唆し，結節状の場合もある．
- 骨性隆起（骨棘）は変形性関節症でよくみられる．
- 手指の背を膝蓋骨にあて，熱感があるかどうか調べる．感染と結晶性滑

膜炎では，皮膚上に熱感と圧痛，発赤が生じる．
- 変形性関節症では，膝を動かしたときに膝蓋骨にギシギシ，ポキポキといった音が聞こえることがある．

膝関節の自動運動と他動運動を全可動域において調査する．四頭筋の委縮の有無にも注意する．

機能解剖

膝関節は，蝶番関節であり大荷重関節である．関節腔は大きく，膝蓋大腿顆間腔が主体となる．これは膝蓋上包および膝蓋下包と交通する．

関節穿刺と注射療法

膝関節液の貯留がある場合，以下の3つで穿刺を適応する．
1. 診断的穿刺：化膿性関節炎，関節血腫症，外傷，関節リウマチ，変形性関節症，痛風や偽痛風などの診断のため．穿刺液は検査室に提出する．
2. 治療的穿刺：関節液の貯留によって圧力が高まり，痛みと不快感が起きたとき．
3. (a) 急性再燃化（例えば関節リウマチ，変形性関節症，乾癬，ライター症候群，滑膜炎，外傷で生じる軟部組織病変）に対するステロイド注射のため．
   (b) 変形性関節症に対するヒアルロン酸による関節内補充療法のため．

運動場で起るようなとても軽度な外傷でも，しばしば多量の関節液貯留が生じ，穿刺量は60～70 mLに達する可能性がある．貯留が2週間以内に再発すれば，再び穿刺すればよい．

整形外科手術の進歩のため，膝と股関節に発症する関節リウマチと変形性関節症の治療は，大きな変化を遂げた．これはおもに人工関節全置換術の成功によるところが大きい．変形性膝関節症はより若いスポーツマン，特に半月板の手術を受けた選手にも多くみられるようになった．彼らは，年齢が若いことから，関節置換術は適当とならないであろう．そのような場合，人工関節全置換術が適当となる年齢に達するまで，ステロイド注射あるいは関節内補充療法でしのぐのもよいだろう．両方の治療手段は，非ステロイド性抗炎症薬（NSAID）が無効な，

痛みや熱感を伴った関節炎の再燃には適している．例えば，関節リウマチや乾癬性関節症による血清陽性あるいは血清陰性の関節症の急性増悪には，例えばトリアムシノロンアセトニドの注射が劇的に効果をなし，寛解がしばしば6〜12ヵ月間続く．

近年，変形性膝関節症の治療において，関節内補充療法への関心が高まっている[1]．この治療はおもにカナダと欧州で行われ，変形性膝関節症の代替治療となっている．

関節液内のヒアルロン酸は，機械的な衝撃を吸収する役割を果たし，軟部組織を弾性と粘稠で保護し，炎症伝達物質と分解酵素から痛覚受容器や軟骨を守っている．関節液補充療法は，最適な弾性と粘稠特性をもつ高分子量のヒアルロン酸製剤を膝関節内に注入する治療法である．これらには，変形性関節症における関節液を正常レベルまで戻し，痛みを和らげ，運動機能を改善する効果がある．市場にはいくつかの製品がある．英国のハイラン G-F 20（サイビスク®）と欧州のヒアルロン酸（ヒアルガン®）などである．前者は，後者より高い分子量をもっていて，優れた臨床効果を謳っている．［訳者注：我が国では，ハイラン G-F 20（サイビスク®）とヒアルロン酸（アルツ®とスペニール®）が保険適応となっている］

ハイラン G-F 20 を用いた治療法は，3週以上かけて関節内注射を3回行うコースからなり，最大量は6ヵ月間に6回である．有害事象はまれで，あったとしても一過性である．効果継続期間の平均は，3回の注射後 8.2ヵ月である．したがって，NSAID 治療が無効か，あるいはその副作用で苦しんでいる患者には使用を考慮する価値がある[2]．人工膝関節置換術の待機患者では，この治療法が有効で，人によっては手術の時期を遅らせる可能性さえある．

関節内補充療法の副作用

注射後の疼痛の増強と関節腫脹は，患者の約 2％ で生じ，数日間続くとされる．

診断と感染を除外するために，毎回，穿刺液を鏡検と分析のために検査室に提出する．正常な関節穿刺液は透明な淡黄色である．穿刺液が混濁していれば，程度はどうあれ感染を疑うべきで，その場合，病理検査で感染が除外されるまでステロイドを注射してはならない．

関節液の分析により診断は確かとなる．関節液の所見を表 7.1 に示す．

表 7.1　関節液の所見

診断	外見	粘調度	その他の所見
正常	透明黄色	高い	—
外傷性	麦わら色から血色	高い	血性が強い場合がある
変形性関節症	黄色透明	高い	軟骨細片あり
痛風	混濁	低下傾向	尿酸ナトリウムの結晶（針状）
偽性痛風	混濁	低下傾向	ピロリン酸カルシウム塩の結晶（菱形）
関節リウマチ	緑色がかった混濁	低い	ラテックス関節リウマチ赤血球凝集価または，ひつじ赤血球凝集試験
化膿性関節炎	強い混濁から膿性	低い	培養陽性
結核関節炎	混濁	低い	好酸菌培養陽性

　ステロイドを加えた注射は，3ヵ月に1回以上行ってはいけない．乾癬または関節リウマチの増悪のような，関節症の急性再燃で，特に1関節に発症しているものに最も効果的である．ステロイドとは異なり，3週間に3回の関節内補充療法は年に2クール行うことが可能である．

穿刺と注射のテクニック（図 7.1）

　患者を診察台に寝かせ，膝をわずかに屈曲させる．膝の後に枕を入れると目指す肢位を取りやすい．この肢位は，四頭筋と膝蓋腱の緊張緩和に有効である．慎重に，膝蓋骨の骨縁を触診するが，針が挿入される前なら，膝蓋骨を自由に動かすことができる．注射は，膝蓋骨の外側あるいは内側から，膝蓋骨の上縁より遠位から行う．

穿刺

- 診断的鏡検と培養のために 20 mL（または 50 mL）の注射器と滅菌検体容器を準備する．1.5 インチ（3.8 cm）の針を使用する．
- 膝蓋骨の後面と大腿顆部の隙間において，水平でわずか下方（つまり後方）に針を進め関節内に挿入する．針が膝蓋骨の後面まで入れば，そこは関節裂隙である．針を刺入する前に，大腿四頭筋の緊張が取れていることが重要で，それを確かめるには膝蓋骨を左右に動かしてみればよい．自由に大腿骨の上を滑る状態であれば緊張がとれている．
- 穿刺後にステロイドを注入する場合，少量の関節液を膝関節に残す．これによって容易に，ステロイドを関節腔の隅々まで送り込むことができる．
- 厳密にいえば必要はないのだが，穿刺部位で皮膚に 1％ リドカイン 1 mL を浸潤させればより親切である．

注射

- 1 mL のステロイド（20 mg のトリアムシノロンアセトニド，40 mg のメチルプレドニゾロン，20 mg の酢酸ヒドロコルチゾンなど）を 2 mL の注射器で注入する．1.5 インチ（3.8 cm）の針を使用する．
- 前述の穿刺と同じ要領で針を刺入する．
- 膝にステロイドを注射できるのは 3 ヵ月に 1 回だけである．穿刺または注射の後，24 時間は膝関節の安静を取らせる．網包帯または弾性包帯で固定しておく．

　変形性膝関節症の治療では，関節内ステロイドの短期有用性は確立されていて，副作用はほとんどないと報告されている．より長期の薬効については確認さ

膝関節　65

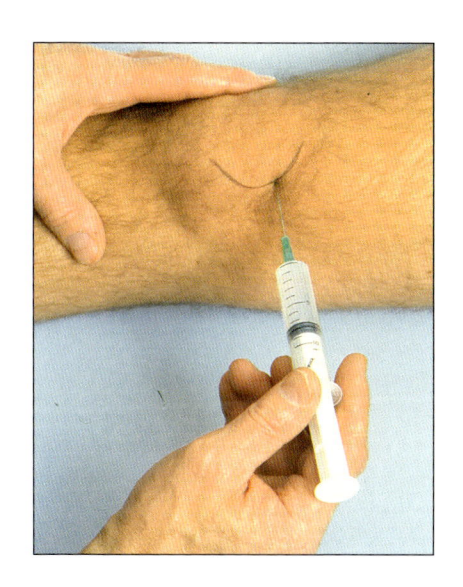

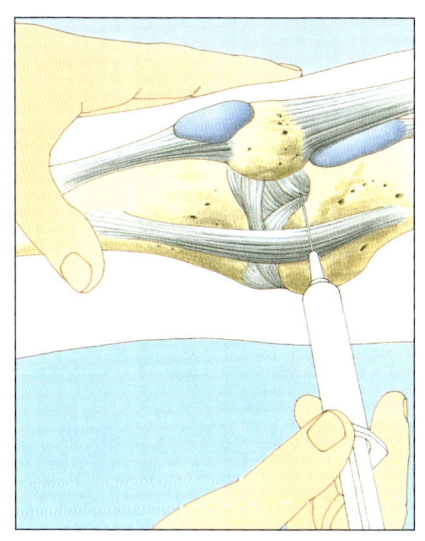

図 7.1　膝関節

れていない．
　ヒアルロン酸の効果は，ステロイドより長期的なようである[3-6]．

引用文献

1　Balaz EA and Denliger JL（1993）Viscosupplementation: a new concept in the treatment of osteoarthritis. *J Rheumatol*. **20**(39): 3-9.
2　Dickson DJ and Hosie G（1998）Poster at BSR conference, Brighton.
3　Bellamy N *et al*（2006）Intra-articular corticosteroid for treatment of osteoarthritis of the knee. *Cochrane Database Syst Rev*. **2**: CD005328.
4　Bagga H et al（2006）Long-term effects of intra-articular hyaluronan on synovial fluid in osteoarthritis of the knee. *J Rheumatol*. **33**: 946-50.
5　Petrella RJ and Petrella M（2006）A prospective, randomized, doubleblind, placebo controlled study to evaluate the efficacy of intra-articular hyaluronic acid for osteoarthritis of the knee. *J Rheumatol*. **33**: 951-6.
6　Gossec L and Dougados M（2006）Do intra-articular therapies work and who will benefit most? *Best Pract Res Clin Rheumatol*. **20**: 131-44.

第8章　足関節と足

　スポーツやトレーニング，特にジョギングが盛んに行われるようになって，足と足関節の疾患が一般診療で頻繁に見受けられるようになっている．中でも足関節の捻挫は最も一般的な傷害であり，年間2,500人中28人の割合で発生すると推定されている．

機能解剖

　足関節は簡単な構造の蝶番関節で，単に足底屈と背屈ができるだけである．この関節は線維性関節包，外側（踵腓）および内側（三角）靭帯，前方および後方靭帯で支えられている．前脛骨筋は足底筋背屈の大きな作動筋であり，長趾伸筋と長母趾伸筋が補助的役割を果たす．足関節底屈は腓腹筋とヒラメ筋が主動筋であり，足底筋と後脛骨筋と長母趾屈筋と長趾屈筋が補助的役割を果たす．足部の別の大きな動きとして，距踵関節と距舟関節と踵立方関節で起きる外返しと内返しがある．後者の2つの関節が合わさってショパール関節（横足根関節）を構成する．中足骨頭を含む前足部は，中足骨痛として知られる痛み疾患が頻発する部位である．

一般的な問題の発現

- **外側靭帯捻挫** lateral ligament sprain：内返し損傷による捻挫は外側靭帯の完全または部分断裂を招く．相当な痛みと腫脹を伴うと考えられ，損傷を正確に評価することは難しい．
- **アキレス腱** Achilles tendon：アキレス腱の断裂は，外見上は明らかな損傷は無いにもかかわらず，腓腹に急激な痛み（後ろから突然蹴られたような）があるのが特徴である．断裂は触診で確認でき，患者はつま先立ちすることができない．直ちに縫合または固定をする必要がある．アキ

レス腱炎は踵骨付着部か腱実質の炎症，または腱と踵骨を分けている囊胞（踵骨後部滑液包）の炎症が原因である．腱鞘炎はすべてそうであるように，摩擦音が触知できるであろう．ジョギングをする人が増えてこうした問題も増えている．まれにキノロン系抗生物質（例えばシプロフロキサシン）治療の合併症として，腱の炎症や断裂が起りうることを認識しておかなければならない．この理由は不明であるが，シプロフロキサシン治療後の後脛骨腱断裂 2 例とアキレス腱断裂 1 例を個人的に経験している．腱症や腱鞘炎を起しやすいと考えられる患者には，キノロン系抗生物質の処方は避けた方がよい．

- 足底腱膜炎 plantar fasciitis：この有痛性疾患は起立時または歩行時，足踵部中央に激しい痛みを伴うのが特徴である．踵の X 線検査で踵骨棘が発見されることが多い．この症状は血清反応陰性関節症に起ることがあり，もし X 線検査で浸食（糜爛所見）かフワフワした踵骨棘または不規則な踵骨棘を認めれば，疑わなければならない．
- 足根管症候群 tarsal tunnel syndrome：後脛骨神経が屈筋支帯の下を通過する箇所で圧迫されて起る絞扼性障害であり，まれな疾患である．また，手首の手根管症候群に類似している．患者は足の内側縁，母趾，足底遠位部に発作性の感覚異常，知覚鈍麻，痛みを訴える．
- 足関節 ankle joint とショパール関節 mid-tarsal joint：足関節とショパール関節は関節リウマチで障害され，距踵関節はより障害を受けやすい．ライター症候群，乾癬性関節炎，強直性脊椎炎といった血清反応陰性関節症では，小関節群が障害される．
- 前足部 forefoot：この部分は，中足骨痛症，特に凹足，行軍（疲労）骨折，強剛母趾，モートン神経線維腫などの原因の多くと関わっている．高齢者では足底の脂肪織は変性し，患者はまるで小石の上を歩いているようだと訴えるかもしれない．関節リウマチと痛風は前足部に影響を及ぼす可能性がある．特に痛風では母趾 MTP（中足趾節）関節が最も障害を受けやすい．強剛母趾，槌趾，鉤爪趾や腱膜瘤などの足趾の変形は全て中足骨痛症の原因となる．

注射テクニック

足関節の捻挫 ankle sprain

「RICE」すなわち安静 Rest，アイシング Ice，圧迫 Compression，挙上 Elevation が標準的処置であり，痛みを緩和し炎症と腫脹を抑える．理学療法への紹介は適切な処置である．スポーツ医療の専門医は，疼痛と腫脹が重度である場合，1％リドカインや 0.25％ または 0.5％ ブピバカイン（Marcain®）といった局所麻酔薬にトリアムシノロンアセトニド，メチルプレドニゾロンまたは酢酸ヒドロコルチゾンのようなステロイド剤を加えて，最も圧痛を感じる箇所に注射を行う（図 8.1）．

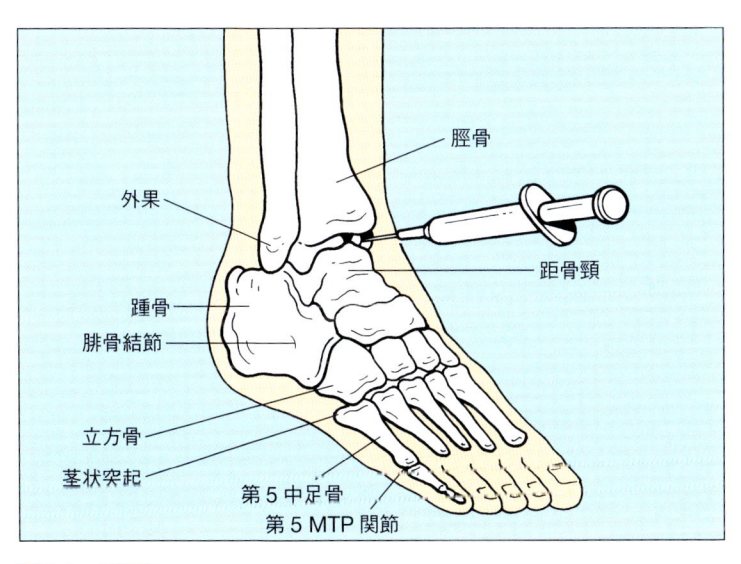

図 8.1　足関節

アキレス腱 Achilles tendon

　アキレス腱滑液包炎にはステロイド注射が有効だが，アキレス腱炎の治療には細心の注意を払い，医師はこの治療法を控えることが望ましい．多くの場合炎症は緩和されるが一時的であり，アキレス腱が断裂している可能性は高いので，専門家によるケアを求めることをお勧めする．残念ながら訴訟の発生率は高く，医師はアキレス腱の診断は慎重に行い，腱実質へのステロイド注射は避け，できれば専門家のアドバイスを求めるほうがよい．

足底腱膜炎 plantar fasciitis：踵骨痛 painful heel

　踵骨痛は足踵部中央に圧痛を認め，硬結として触診することができる．この痛みは足底腱膜炎によるもので，長足底靱帯踵骨付着部の緊張が原因である．この疾患は単独で発生することもあれば，ライター病や強直性脊椎炎などの関節炎の1症状として発症することもある．

注射テクニック（図 8.2）

　1％リドカイン 1 mL とトリアムシノロンアセトニド 1 mL を，2 mL シリンジを用いて混注する．注射針は 1 インチ（2.5 cm）のものを使用する．

　踵が上向きになるよううつ伏せとし，70％アルコールで注射部位を丹念に消毒する．

　足底部の踵の皮膚は厚く硬いが，（皮膚の薄い）足踵の側部よりも中央から注射するほうがよい．そうすることによって確実な局所浸潤が得られる．1％リドカインを皮膚と皮下に浸潤させた後，踵骨棘に達するまで深く刺入しリドカインを浸潤させる．踵骨棘に到達したら針をそのまま残した状態で，ステロイド 0.5〜1 mL と 1％リドカイン 1 mL が混入されたシリンジに交換して注射する．骨膜を（触れて）刺激して最も圧痛を感じる箇所に針の先端がある事を，注入前に確認しなければならない．テニス肘の項で解説したように，針の位置を変えて疼痛のある部位をまんべんなく病変の全体に浸透させる（全体に浸潤するよう扇状に針先を動かして注入する，46 ページ参照）．

　痛みを伴う注射であるため，可能な限り局所麻酔薬浸潤を行いながら最も圧痛を感じる箇所へ針を進めることが重要である．リドカインの作用時間は 2〜4 時

足関節と足 **71**

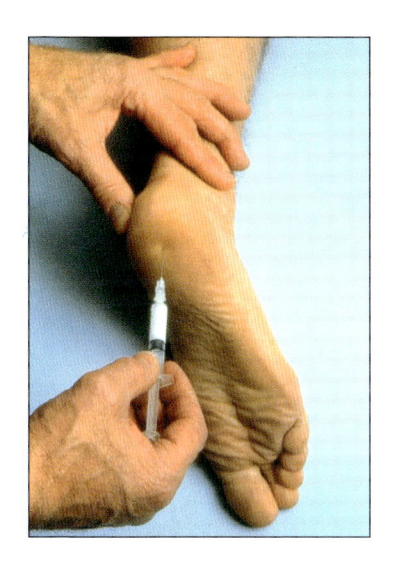

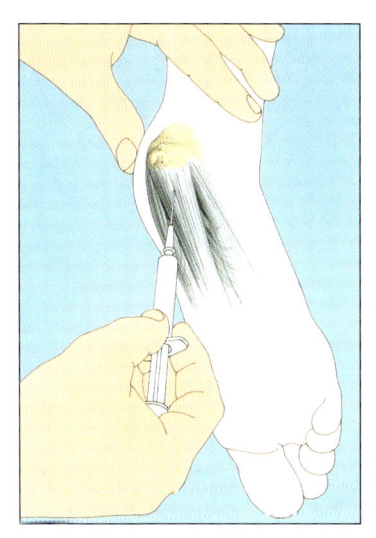

図 8.2　踵骨痛

間足らずであるため，再発例では 0.25％ または 0.5％ ブピバカインを代わりに使用してもよい．ブピバカインの作用時間は最大 16 時間に及ぶため，ステロイドの抗炎症作用が発揮されるまでの麻酔（鎮痛）効果を確実にするという意味で望ましい．

単純な鎮痛としては，患部の踵で歩くことを 2, 3 日間は避け，できればスポンジゴムのヒールパッドを注射後数日間使用することを勧める．

足根管症候群 tarsal tunnel syndrome

この疾患も手首の手根管症候群同様にステロイド注射で治療が可能である．内果と踵骨の間にある屈筋支帯の後方に刺入する．

足関節

前方アプローチによる注射と吸引が，医師が採用すべき簡単で唯一の方法である．関節炎の再発にはこの関節注入を行うと非常に効果的である．感染には細心の注意を払って防がなければならない．

注射テクニック

脛骨・距骨間隙，前脛骨筋腱と長母趾伸筋腱の間隙に 1 インチ（2.5 cm）針を用いて前方から刺入し，1％ リドカイン 1 mL とステロイド 1 mL を混注する．膝関節穿刺に関しては，吸引液を細菌検査に出すべきである．足関節は特に感染を起しやすいため，厳しい無菌予防措置を行なわなければならない．

足関節の変形性関節症に対するコルチコステロイド注射に加えて，ヒアルロン酸ナトリウムを使用した関節内補充療法が効果的である．ヒアルロン酸ナトリウムの関節内注入は，疼痛緩和の持続と足関節機能の改善をもたらす．

後脛骨腱炎 posterior tibial tendinitis

これは腱鞘の腱鞘滑膜炎が原因である．スポーツ外傷（例えばフットボール選手における）が一般的であるが，はしご上での作業や底屈動作によって単純に引き伸ばされることが原因となる場合もある．また関節リウマチに生じることもあ

る．底屈位で内返しすると痛みが誘発（再現）される．摩擦音が腱鞘に沿って，特に内果のすぐ後部および下部で認められる．

機能解剖

後脛骨筋は脛骨後面外側部，（骨間膜および脛骨と腓骨の隣接している部分）から起り，ふくらはぎ部分では最深層部を下行する．腱は脛骨下端後面から内果の下を走行し，屈筋支帯の真下を前方に通り抜け足底に達する．主に舟状骨粗面に停止するが，一部は枝分かれして踵骨，立方骨，第1〜3楔状骨，第2〜4中足骨基部に付着する．

後脛骨筋腱の挫傷は足関節や足，すなわち腱が走行し付着しているいずれの箇所においても痛みをもたらす可能性がある．

注射テクニック（図8.3）

トリアムシノロンアセトニド0.5〜1.0 mLと1％リドカイン1 mLを2 mLシリンジに吸い，針は5/8インチ（1.6 cm）の短針を使用する．

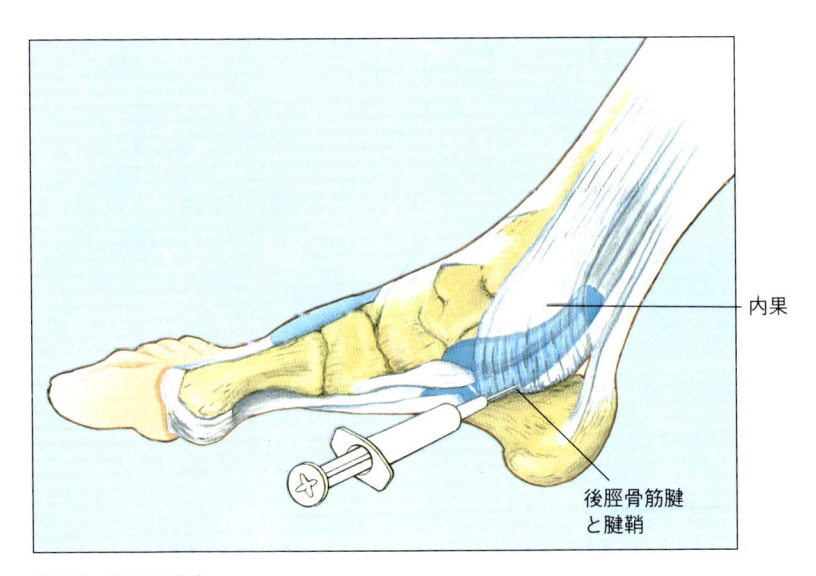

図8.3　後脛骨腱炎

示指を内果後方の腱鞘上に直接置き腱を固定させ，内果下方で腱の走行に沿って近位方向に針を刺入する．他の腱鞘炎注射の項でも述べたが，注入時抵抗を感じる箇所まで深く刺入した後，注射器プランジャーに圧をかけながら，抵抗が消失するまでゆっくりシリンジごと針を引き抜いていく．抵抗が消失した場所が腱鞘間隙であり，そこで薬液を最大 2 mL 注入する．

　注射後数日間は足と足首を安静にし，6 週間はサポータを着用するとよい．理学療法の補助治療として 1 週間に 2 回のフリクションマッサージを 3，4 週間行うことは非常に有効である．

引用文献

1　*ABPI Compendium of Data Sheets and Summaries of Product Characteristics 1999-2000 with the Code of Practice for the Pharmaceutical Industry*. Datapharm Publication, London, p. 167.
2　Salk R *et al*（2005）Viscosupplementation（hyaluronans）in the treatment of ankle osteoarthritis. *Clin Podiatr Med Surg N Am*. **22**: 585-97.

第9章　脊　椎

　頸部，背部，および腰部の痛みは医師が非常に多く診る疾患である．この問題の本性を特定し正確な診断を行うためには，詳細な問診と検査が必要である．

　背部痛の最も一般的な原因は筋肉と脊椎靭帯の挫傷によるものであり，治療は一般的な臨床処置を用いて行う．椎間板損傷や神経根痛のような疾患も同様に標準的な治療法で治療可能である．

　首，肩甲骨および腰の痛みの原因はしばしば非特異的であり，椎間関節のロッキングあるいは浅層筋群の急性限局性圧痛が原因であろう．椎間関節痛は腰椎の過伸展によって痛みが誘発され，通常容易に診断することができる．頸胸椎椎間関節病変は，頸部の最大屈曲位で，障害された位置（レベル）に応じて急性の圧痛が存在するのが特徴である．椎間関節病変はマニピュレーション，モビライゼーションや他の理学療法によって良好に治療される．これらの関節囊には神経終末が豊富に存在しており，しばしば腰や背部筋に関連痛を生じ，局所の筋肉スパズムを誘発する．関節内への局所麻酔薬やコルチコステロイドの混注が昔から提唱されているが，X線透視下でなければ関節内注入は難しいため，一般医による標準診療としては勧められない．

　椎間板ヘルニアによる急性坐骨神経痛には硬膜外注射が効果的かもしれない．しかしこの技術は本書では扱わない．

一般診療における局所麻酔薬/ステロイド注射で治療可能な疾患

　首，肩甲骨の内側辺縁，あるいは下位腰椎領域に「トリガーポイント」とよばれる限局性の痛み領域がしばしば存在する．これらは通常は局所的な筋肉スパズムが原因で生じる痛覚過敏症であり，おそらくより深部の病変や線維筋痛から発生しているのであろう．

　通常の治療では緩和をもたらすことができない中で，1％リドカイン（1 ml〜

5 ml）と 1 ml のトリアムシノロンか酢酸ヒドロコルチゾンまたはメチルプレドニソロンなどのステロイド剤の局所混合注射によって，良好な疼痛緩和が得られることが多い．この治療方法は，他に原因がはっきりしないとき，また神経根刺激の兆候がない場合に限って，特に優れた効果を発揮する．通常，疼痛は 24〜48 時間以内で消失する．

　先端が鈍のゴム・プローブか指先で圧痛部位を注意深く触診して「トリガーポイント」を探り，病変部位全体に局所浸潤することが必要である．注射テクニックは足底腱膜炎やテニス肘などのような軟部組織疾患への注射と同様である．10 mL シリンジと 1 インチ（2.5 cm）ないしは 1.5 インチ（3.8 cm）針を用いる．他の疾患と同様，慎重な無菌予防措置を講じなければならない．

第 10 章　骨格筋の画像診断と軟部組織疾患の治療法の選択肢

David Silver

序論

　本書ではここまで軟部組織と関節疾患の臨床的診断およびその対処法について解説してきた．軟部組織の異常は一般の診療においてずば抜けて多く，肩の痛みだけでもその罹患率は全人口の 6.9〜34％，70 歳以上では 21％と報告されており，すべての一般医療受診者の 1.2％ を占める．だが優劣および行われているすべての治療の効果に関して，エビデンスに基づいた診療はほとんど行われておらず，依然として不確かなところが残る．

　診療の訓練は伝統的に問診，検査，臨床診断を中心に行われ，今でもこれらが軟部組織疾患患者管理の中心である．この 10 年間で，軟部組織と関節疾患の画像診断（イメージング）は核磁気共鳴映像法（MRI）や，つい最近では超音波技術の進歩によって劇的に変化した．こうした技術革新のおかげで，筋骨格疾患や潜在する生体力学的異常に関する理解に重要な変化がもたらされた．新しくもたらされた情報は臨床的な問題解決に利用され，確実な診断と効果的な治療方針策定が可能になり，ひいてはプライマリケアを越えた治療，予防，効果的管理という観点から患者の役に立つであろう．画像診断を行うことによって思考が進化し，「原因の原因」の追究，すなわち潜在する生体力学的異常の調査が進歩する．軟部組織と関節疾患が外来の診察で重要な部分を占めるとすれば，残念ながらこの分野のトレーニングは大学および大学院のレベルでは軽視されていることになる．

病態生理

　腱障害の病態生理と生体力学を理解することは診断と治療に不可欠である．画

像診断のおかげでこれらの疾患をよりよく理解することができ，その結果，さらに核心に迫る診断や治療へとつながった．しかしながら，微小な腱異常を実証する複雑な画像描写力にもかかわらず，適切な戦略と診察所見の有意性が必ずしも明らかになったわけではないことは強調されるべきである．

従来から腱障害に関する用語には混乱がみられる．

- "腱炎 tendinitis"は誤称であり，組織学的に炎症細胞がみられることはまれである．
- "腱障害 tendinopathy"は，急性および慢性症状に言及する臨床的な呼称である．
- "腱症 tendinosis"とは，組織学的にコラーゲンの破壊や壊死像を呈する非炎症性の病態像である．

滑液鞘の存在しない腱，例えばアキレス腱や足底腱膜は，滑膜細胞で覆われた緩い疎性結合組織によって囲まれている．この疎性結合組織は腱傍組織 paratenon とよばれ，炎症を起すと腱傍組織炎 paratenonitis とよばれる．滑液鞘が2重に存在する手と足の腱で起った炎症性病変は，滑膜炎 synovitis とよばれている（図10.1）．

腱症の病因は多元的であり，一般的にはコラーゲン架橋結合の破壊を伴った微

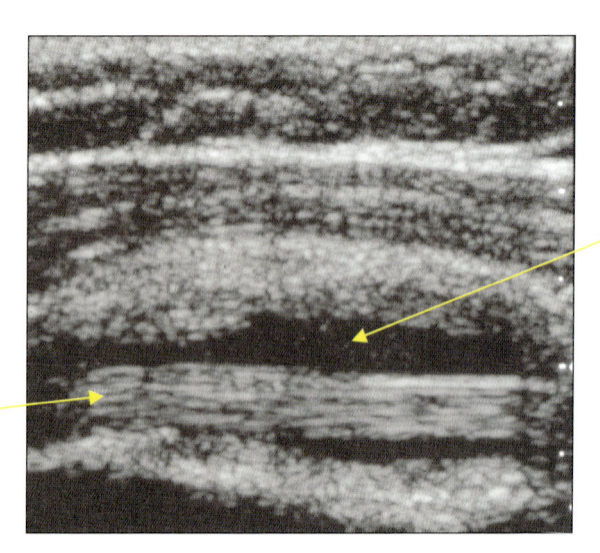

図10.1　腱鞘炎

細損傷が繰り返し発生することに関連している．修復が不完全な場合は，損傷の進行や腱機能不全につながる危険がある．この理論はアキレス腱断裂を経験したスポーツ選手の，無症候性の健側アキレス腱を画像診断することで証明されている．無症候の健側アキレス腱90〜95％に腱症の特徴所見が認められた．つまり故障を起しやすい腱の異常が存在するということであり，その事実を認識することによって，損傷の悪化を防ぐために必要な臨床的管理法の改善が期待される．

ステロイド注射が腱断裂の危険因子の1つと考えられていたが，ステロイドを注射した腱とそうでない腱を見分けることは，放射線学的にも病理学的にも不可能である．したがってコルチゾン自体は危険がないかもしれないが，抗炎症作用と鎮痛剤としての役割は変性した腱の過負荷を招くかもしれない．しかしながら腱実質に直接注射することは，圧力効果が組織の低酸素症や変性を招くので賢明ではないと考えられる．

潜在的な生体力学的障害は，異常を呈した腱の画像診断所見から推測することができる．アキレス腱はそのよい例である．腱内部の異常の分布，すなわち深部内側の異常所見は足の過回内の存在を示唆し（図10.2），表面の異常所見は靴のかかと部分（ヒールカウンター）との間に摩擦が生じている事を示唆する．これらから得られた情報は矯正手段および予防対策を定めるとき，すなわち「原因の原因」を究明するときに有益である．

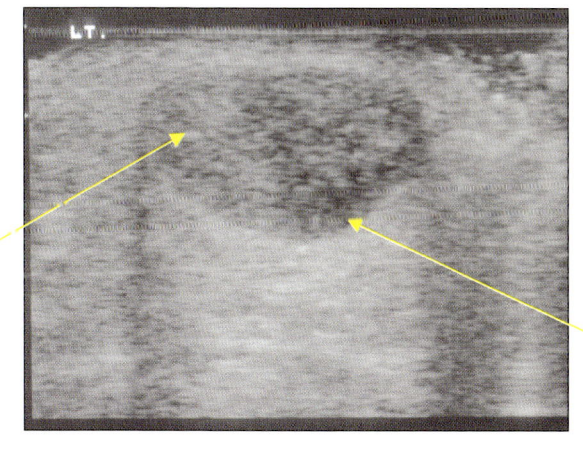

図10.2　アキレス腱横断像

画像診断をいつ行うか

　注射テクニックについてはこれまでの章で述べてきた．この章の目的は臨床の現場にさらに深みを加えることである．全ての医師が自信をもって正確な診断，つまり潜在している生体力学的疾患を特定して助言し注射をしているわけではない．多くの場合，症状の発現は「異型」の可能性があり，患者はその確認と放射線学的エビデンスを求める．軟部組織の診断に単純 X 線撮影を用いることは，（現在欧州のガイドラインが下げようとしている）放射線レベルの問題で制限されている．したがって軟部組織の診断に用いる画像診断は MRI か超音波のいずれかである．特に後者は放射線負荷がない．超音波診断法は進化して軟部組織疾患の問題の解決の一翼を担っているが，今日では MRI と同等かそれ以上と考えられるまでになった．また施行時間も短くて済み，費用も安いといったメリットがある．

　スポーツ人口の増大に伴い診断と治療オプションへの患者の関心が高まるにつれ医師に対する期待も大きくなり，今では画像診断をガイドにした治療法も含め，画像診断の選択の幅が広がった．ほとんどの軟部組織疾患が自然に寛解し，ステロイド注射などの保存療法に反応する一方で，診断が曖昧で症状が完全に解決されない事例が多いのも事実である．画像診断技術の進歩によって，従来のように手術適応の有無を決定するために整形外科専門医を紹介する必要なく，治療方針の選択肢を提案することが可能となっている．

画像診断の方法

X 線

　単純 X 線撮影は，肩の骨疾患，例えば，腱板関節症末期（図 10.3）やびらん性関節症（図 10.4）の診断には重要な役割を果たすが，軟部組織や腱疾患の描出では脇役に過ぎない．よい例は"踵骨棘"（図 10.5）であり，骨棘の有無と足底腱膜炎との間にはほとんど関連性がないため，単純 X 線検査はあまり意味をなさない．おそらく骨棘は潜在する生体力学的異常に伴って生じるのであろう．

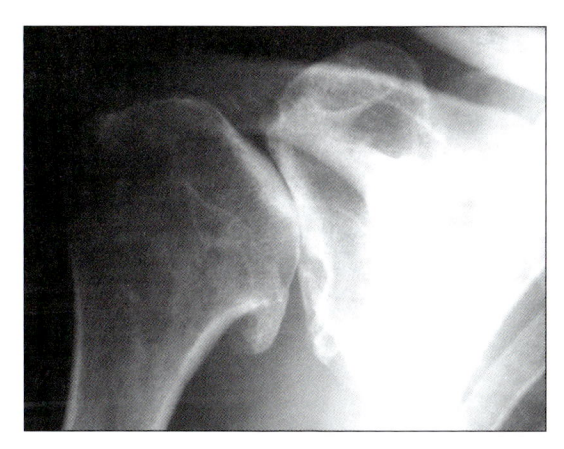

骨格筋の画像診断と軟部組織疾患の治療法の選択肢　**81**

図 10.3　回旋筋腱板不全に続発した変形：「腱板関節症」

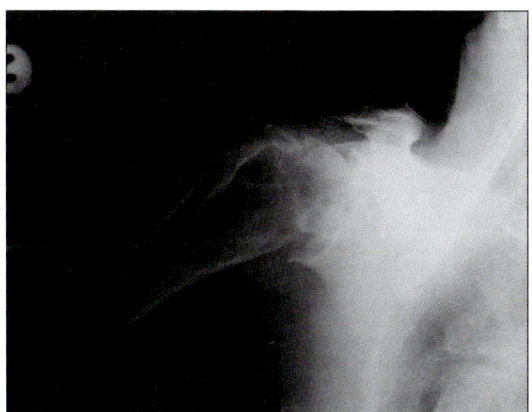

図 10.4　関節びらんと破壊像を呈した肩関節リウマチ

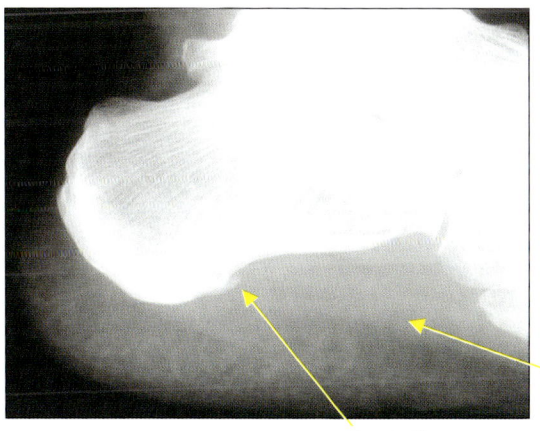

図 10.5　「踵骨棘」：偶発的であることが多いが，血清反応陰性関節症やライター症候群で併発することもある

足底腱膜

下方の骨棘

核磁気共鳴映像法 MRI

　電離放射線の危険性がないことから，MRI は腱と軟部組織の病理学的所見を撮影するために広く用いられている．MRI は強力なツールであることに疑いの余地はないが，高価で撮影に時間がかかる，セッティングに時間を要するため直ちに使用できないといった短所がある．MRI の依頼にあたっては放射線科医と事前に話し合い，検査の妥当性や疾患に対する最適な描出法を確認するべきである．MRI には回旋筋腱板の画像診断などすっかり定着した技法があるが（図10.6），かなりの程度までを今日の超音波診断法に取って代わられようとしているのも事実である．

超音波診断法

　過去 15 年にわたるプローブ技術の進歩により，超音波を（身体の）表在組織の微小構造の画像診断に応用する技術が飛躍的に進歩した．現在ではその空間分解能とコントラスト分解能はともに MRI と互角，もしくは優れている．多くの放射線部門が超音波診断装置を完備しているが，筋骨格画像診断のためには高周波リニアアレイプローブを備えた最高基準の装置でなくてはならない．この装置はオペレーターの操作技術に大いに依存している．

　リアルタイムな画像描出が可能であることから，痛みを生じる動作中の異常所見の評価に役立つ．肩インピンジメントがよい例である．これは従来から臨床的診断を行ってきたが，今では動的スキャンニングによってその異常所見を確認することができる．

　超音波診断技術の向上によって，超音波をガイドとした処置・治療が（図10.7）可能となり，生検，滑膜腫脹や関節内容液の吸引，腱鞘や滑液包の異常箇所へのステロイドと局所麻酔薬の注入などに使われている．

タイプの異なる画像診断方法の相対的メリット

　表10.1 に画像診断のタイプ別のメリットの比較をまとめた．

棘上筋

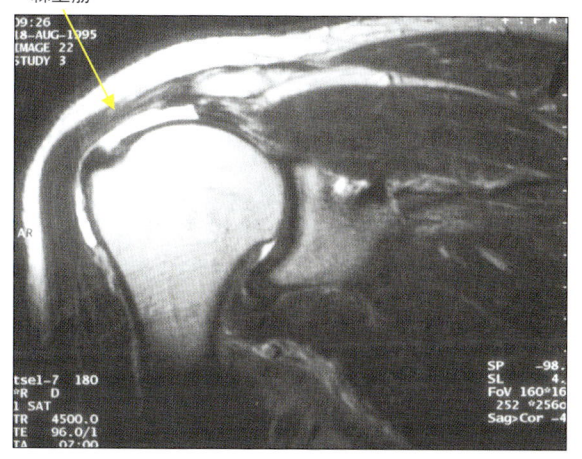

図 10.6　MRI：棘上筋の全層断裂

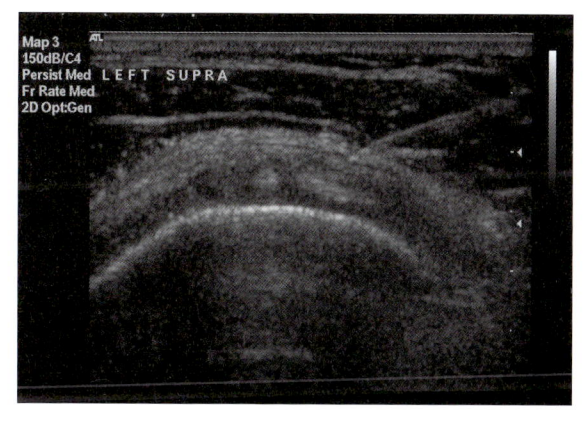

図 10.7　超音波ガイド下三角筋下滑液包注入：滑液包がどれくらい薄いかに注意

表 10.1　それぞれの画像診断法の優劣

	MRI	超音波	X線
骨	++	+	+++
軟部組織	+++	++++	+
画像をガイドにした注射	+	+++	+
動的検査	+	++++	+
コスト	++++	+	+
検査時間	++++	+	+

関節の画像診断

原則

　画像診断が決定したら，放射線科医にこれまでの病歴および検査歴を提供することは有益である．こうすることによって放射線科医は適切な画像診断について助言し，報告を提供してくれる．これは医師が患者の今後の治療方針を評価するときに非常に役に立つ．また医師が超音波診断の現場をみることは，その技術を理解し長所と短所を理解するうえで有益である．そしてそれは軟部組織の応用解剖学と病態生理学の復習のよい機会ともなりうる．

　いくつかの実例を述べる前に，超音波診断では全ての腱で似通った所見を呈することを強調しておきたい．また異常所見に関する一般原則も多くの部位で類似している．本章の中で示された超音波映像はある一瞬の「スナップショット」であり，動的かつ相互的な過程の1コマの記録に過ぎない．

肩

　腱板断裂の病因についてはまだ議論の最中にあるが，主として加齢に関連している．他の要因としては，衝突（インピンジメント），コラーゲンの欠乏，血液量低下領域の存在，外傷の既往などが挙げられる．肩の痛みは臨床の現場では非常に多く，有痛弧徴候や放散痛，古典的な夜間痛などがみられる．高齢患者では外傷の既往が存在するかもしれない．典型的には腱板断裂の場合，理学療法や局所安静，注射にはほとんど反応しない．

　原疾患は，若年群では微小不安定性と関連するインピンジメント，老齢群ではほとんどの場合が棘上筋に影響を与える腱板断裂の可能性がある．肩峰下滑液包炎は比較的まれな疾患であるが，滑膜増殖性の潜在的な血清反応陽性関節症は例外である．滑液包からの液体吸引の所見は，潜在的な腱板断裂の存在を示す．無損傷の腱板は肩甲上腕関節と三角筋下包の間を塞ぐ働きがあり，腱板損傷がある場合のみ膨張する．

　治療は局所安静と抗炎症薬による経過観察が第一選択である．局所麻酔薬とステロイド注入を考慮するのはそれからでよい．

　インピンジメントや腱板断裂の診断に超音波診断を使用することはすでに確立されており，また，動的テストや超音波ガイド下の注入が可能であるという点から，おそらくMRIより優れていると考えられる．

薬液の単回投与が無効である場合，潜在的な断裂が存在するか，薬液が正しい箇所に投与されなかったか，ないしは肩峰下注射に反応しない疾患である可能性が考えられる．超音波診断はこうした場合の診断に非常に役立ち，今後どのような管理を行うのが適切か検討することができる．腱板断裂に関しては，超音波診断でインピンジメントを確認し，部分断裂と全層断裂を区別し，全層断裂の大きさを測定する．これは手術計画に直接的な大きな影響を及ぼすであろう．「五十肩」という言葉はこれまで漠然と用いられてきたが，この疾患は臨床の現場では極めて珍しい．痛みは全ての動きを制限する傾向があるので，痛みの病歴を調べることが重要である．また痛みは外旋開始時に生じるのが典型的である．画像所見上異常を認めないことが多いが，特に二頭筋腱と棘上筋前縁の間に存在する腱板疎部を含む癒着性関節包炎との関連がいわれている．治療の選択肢としては，癒着剥離を目的とした（拡張）関節腔造影や，麻酔下にマニピュレーションを行うことが挙げられる．興味深いことに，腱板疎部にみられる異常組織は，組織学的にデュプュイトラン拘縮（図 10.8～10.15）と非常に類似している．

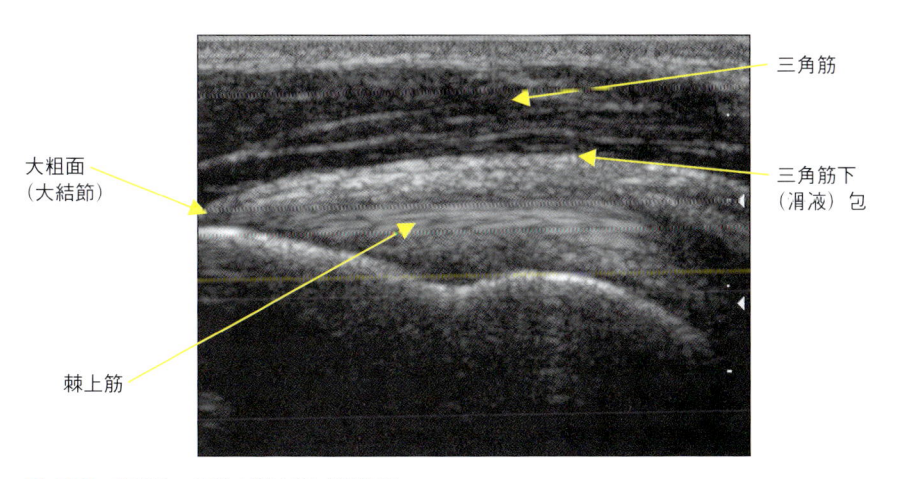

図 10.8　超音波：正常な棘上筋（縦断像）

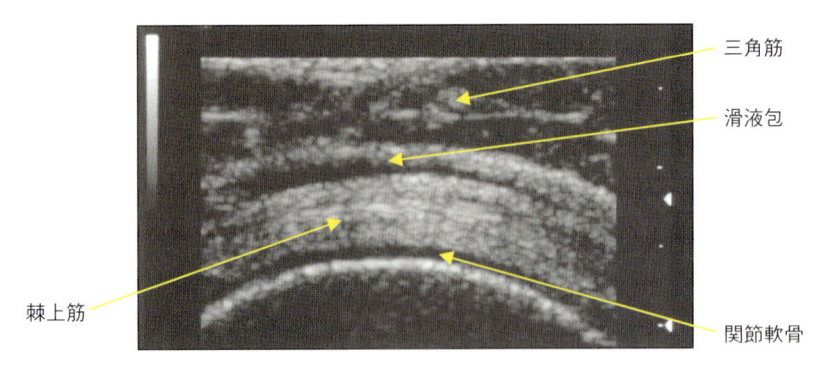

図 10.9　超音波：正常な棘上筋（横断像）

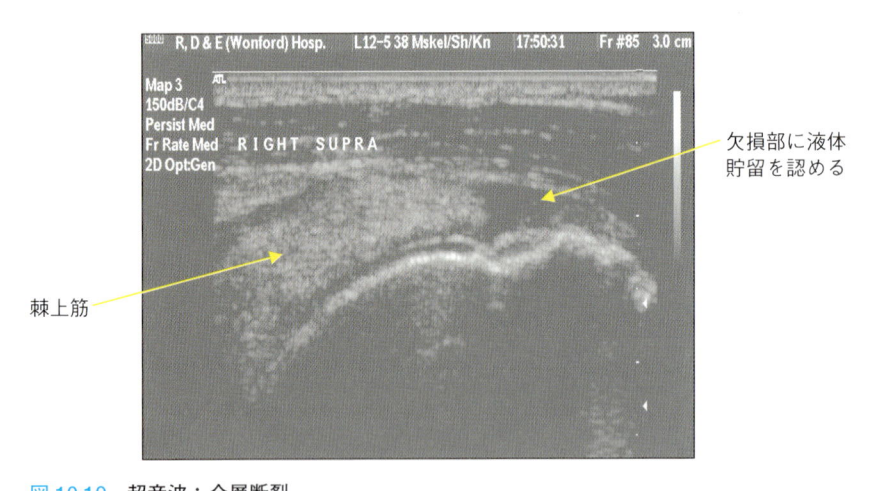

ラベル：三角筋／滑液包／棘上筋／関節軟骨

図 10.10　超音波：全層断裂

ラベル：棘上筋／欠損部に液体貯留を認める

肩は臨床的に難しい部位なので，画像診断には次のようなメリットがある．
- 変形性関節症を除外できる
- 炎症性関節炎を除外できる
- 腱板断裂の診断ができる

欠損部において
滑液包が陥凹し
ている

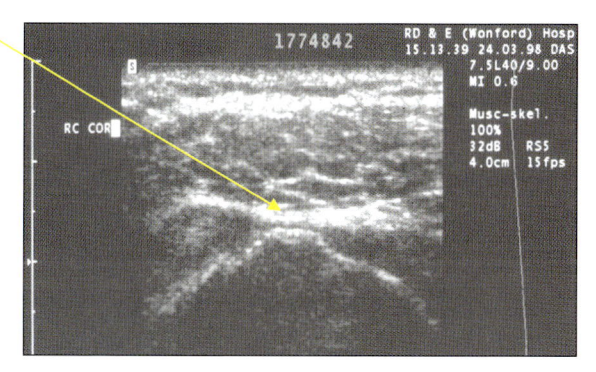

図10.11　棘上筋の全層断裂

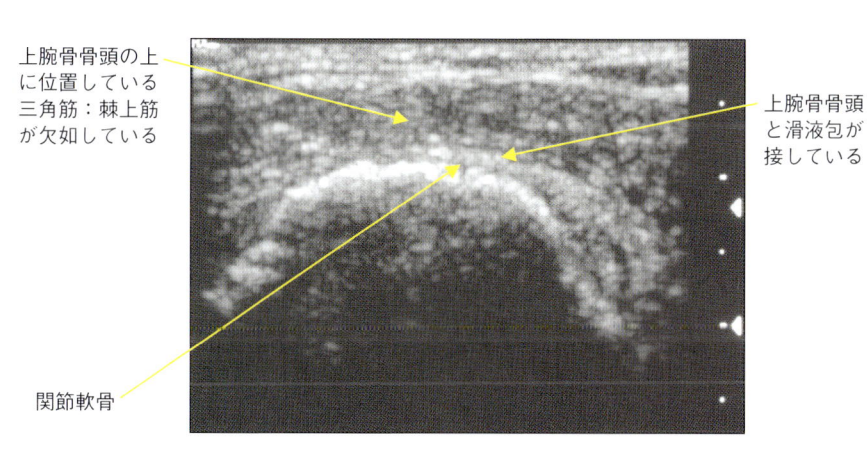

上腕骨骨頭の上
に位置している
三角筋：棘上筋
が欠如している

上腕骨骨頭
と滑液包が
接している

関節軟骨

図10.12　広範囲腱板断裂

- 断裂のサイズを測定できる
- 二頭筋脱臼を除外できる
- 石灰沈着性腱炎を除外できる
- 潜在骨折を除外できる

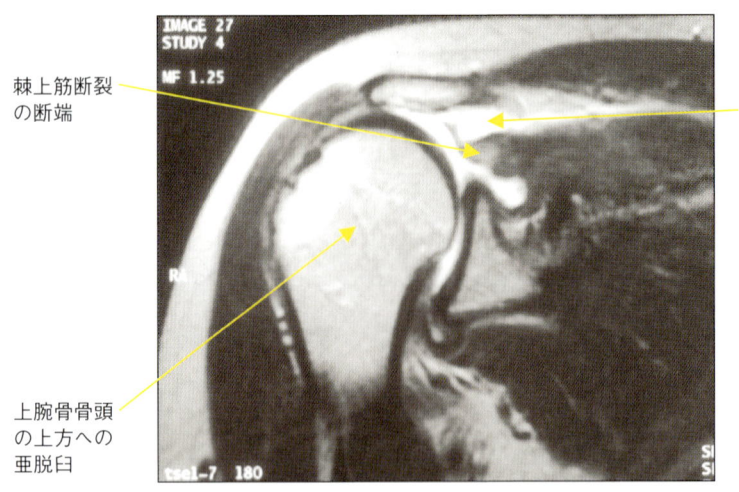

図 10.13　MRI：棘上筋の完全断裂

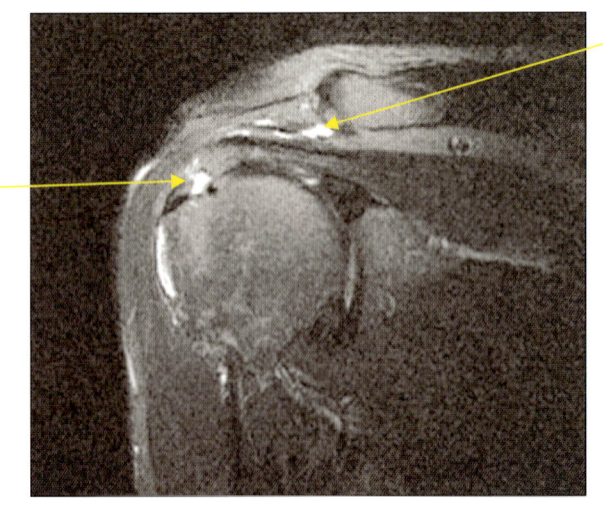

- 棘上筋断裂の断端
- 液体に満ちた肩峰下包
- 上腕骨骨頭の上方への亜脱臼

図 10.14　MRI 関節造影

- 棘上筋の小全層断裂
- 肩峰下滑液包内の液体貯留所見から全層断裂が確認できる

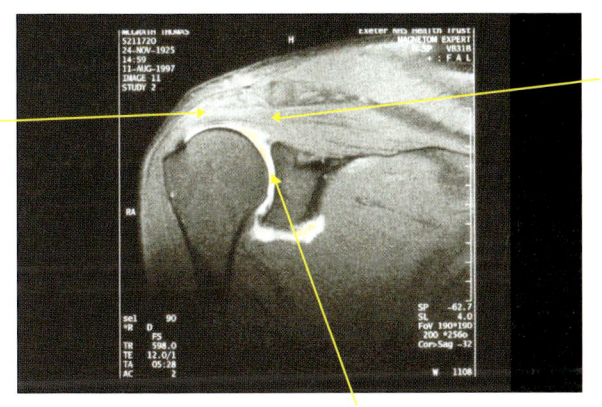

骨格筋の画像診断と軟部組織疾患の治療法の選択肢　**89**

棘上筋腱

三角筋
下滑液包

肩甲上腕関節内
の造影剤

図 10.15　関節内造影 MRI によって無損傷の棘上筋が描出されている

アキレス腱

　アキレス腱損傷は足関節の腱損傷で最も多く，一般に踵骨付着部から 2～6 cm の血流減少領域に生じる．通常完全断裂の臨床診断は容易である．
　自然断裂例では，高い比率で組織学的に変性変化が発現している．
　超音波診断法はアキレス腱異常の描出において信頼性が高く，完全断裂所見をもってアキレス腱断裂の確定診断がなされ，断裂部断端間（ギャップ）の距離を測定する事は手術適応の評価にも有用である（図 10.16）．超音波診断によって足底筋腱の同定も可能である．もし，この腱が存在すれば，完全断裂を調べる臨床テストにおいて偽陰性となりうる．保存的治療または手術療法後の治癒過程や合併症の発見においても超音波診断は有益である．
　慢性アキレス腱疾患における病理評価にはまだまだ困難な部分も多いが，超音波診断によって腱症，部分断裂，慢性破裂（断裂）の鑑別が可能となるであろう（図 10.17）．代謝疾患も多く，腱内に痛みの原因となる痛風結節が確認されれば，適切な治療を行うことができるであろう．腱内部の異常分布は生体力学的な理解を可能にする．アキレス腱皮下滑液包に関連した表面性の変化は"パンプス瘤

pump-bump"（腫瘤と発赤）とよばれ，踵骨と靴のかかと部分（ヒールカウンター）との間に摩擦が生じていること，つまりハグランド病 Haglund's disease（アキレス腱滑液包炎）を示唆する．

　深部内側に腱症の所見を認める場合，足の過回内を示唆し，深部および表在性の両方に所見が認められる場合には，筋肉のバランスが不均衡で，異常な負荷がかかっていることを意味する．

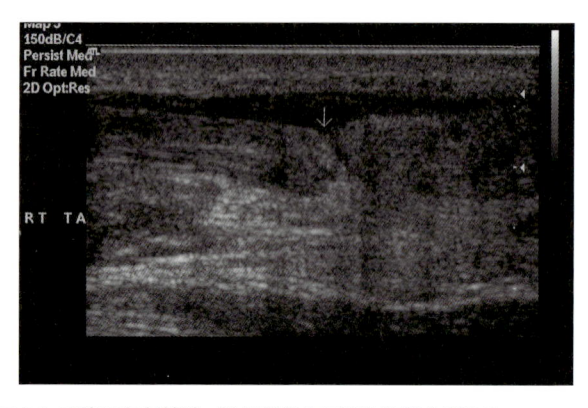

図10.16　アキレス腱の完全断裂，腱傍組織内に液体貯留を認める

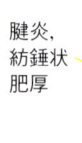

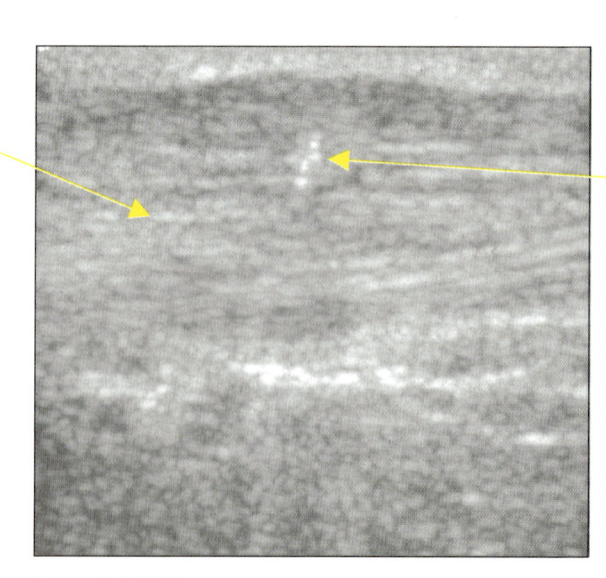

腱炎，紡錘状肥厚

部分断裂に続いてみられる石灰化像

図10.17　アキレス腱の縦断像

足関節

　静的スタビライザーである内側および外側靱帯は，超音波ではほとんど描出できない．また通常は症状が長引かない限り，画像診断を行わずに管理される．動的スタビライザーである腓骨および内側複合体はよりはっきりと描出することができる．後脛骨筋は有意な変性を生じやすく，完全断裂はしばしば見落されがちである．

　断裂を未治療のまま放置しておくと，扁平足や後足部外反，前足部外転（外転足），中足根関節の変形などの原因となりうる．通常，断裂は内果の周囲または舟状骨付着部で起り，足関節内側痛や扁平足，片脚踵挙上（つま先立ち）ができないといった症状がみられる．長期障害（後遺症）を予防するためには，正しく診断することが重要である（図 10.18，10.19）．

　部分断裂は外傷により生じることもあれば，脛骨棘形成に伴って起きることもある．対側性の扁平足変形が起き，患部に過重な負荷がかかることも珍しくない．超音波診断と MRI は，ともに脛骨筋の腱障害と断裂所見の描出に有用であり，破断（完全断裂）が起る前に診断できるので，専門医への早期の紹介が可能となる．

　超音波ガイドを併用することで，腱鞘への正確なステロイド注入や，臨床的に検出不可能な初期の腱鞘炎が存在する箇所への注入を回避でき，後脛骨腱炎の症状緩和に役立たせることができる．

足底腱膜

　底側踵部の痛みは臨床的によくみられる症状だが，多くは足底腱膜炎が原因で生じる．底側踵骨棘がみられることが多いが，これは足底腱膜炎の原因ではない．超音波診断は診断を確定するための客観的な手法で，足底腱膜が 0.4 cm 以上に肥厚し，浮腫や腱傍組織の肥厚が原因となり反射性が低下する（低エコー像，図 10.20）．痛みの原因はパラテノン炎（腱傍組織炎）であろう．したがって断裂のリスクのある腱よりも足底腱傍組織に注射を行うのが理に適っている．腱傍組織へステロイド注射を行うときは超音波診断が有用である（腱表面の組織構造は非常に薄いため，画像によるガイドがなければ注射は困難である，図 10.21）．

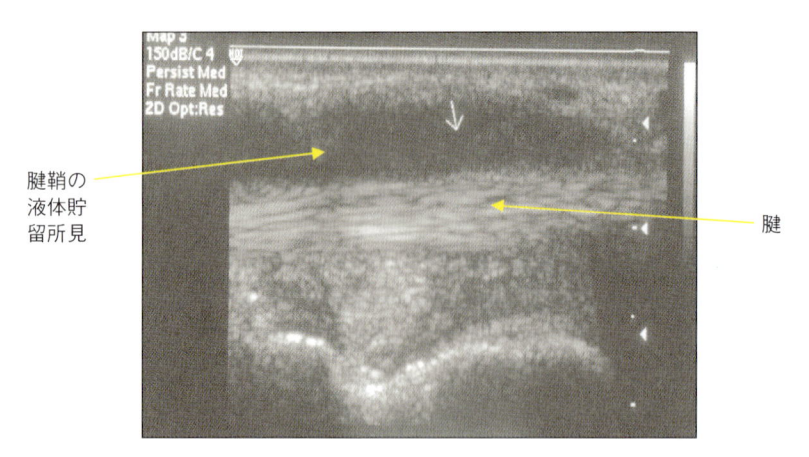

図 10.18　後脛骨：腱鞘炎

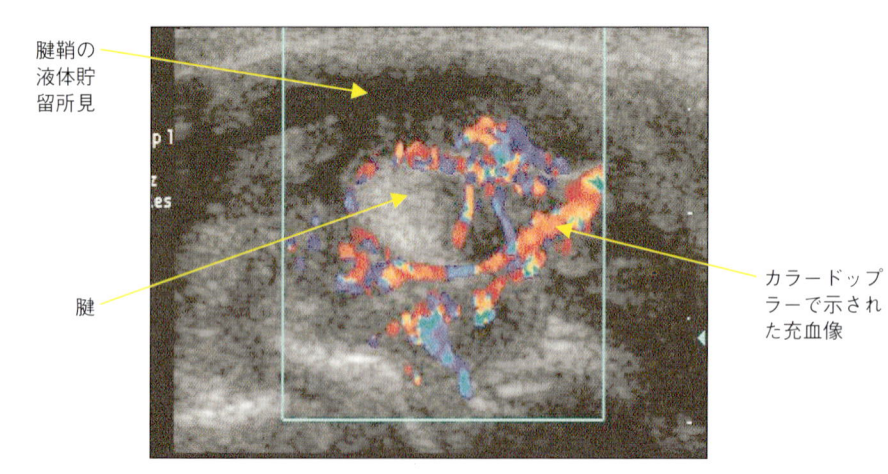

図 10.19　後脛骨：腱鞘炎

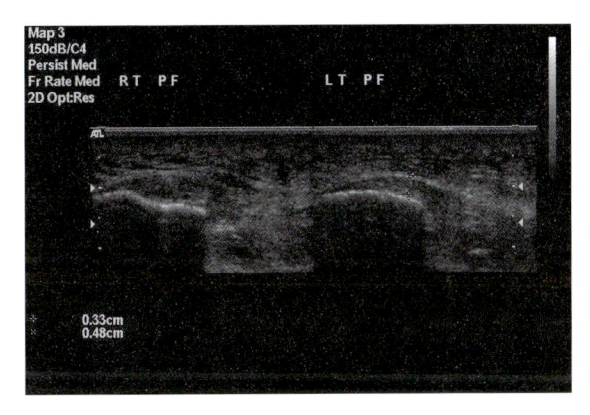

図 10.20　足底腱膜炎：超音波画像

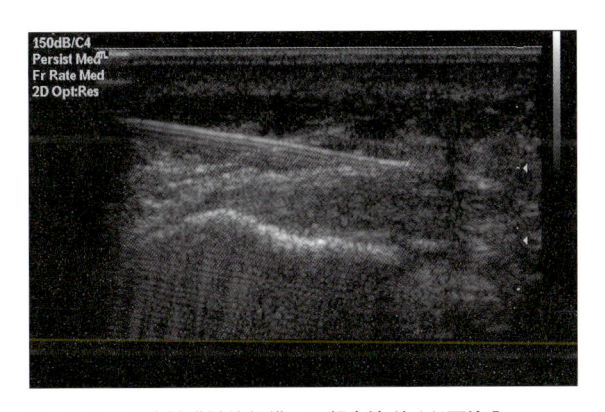

図 10.21　足底腱膜腱傍組織への超音波ガイド下注入

膝

　MRI は半月板や十字靭帯損傷の検出については非常に高感度であり，有用性が確立されている．超音波診断はおもにその構造物の深さのため制限が多いが，半月板や傍半月板組織異常の診断や，膝蓋腱を検査する手段としても有用である．膝蓋骨腱炎で，保存的治療では治癒し難い囊胞性変化がみられた場合には，整形外科への適切な紹介を考慮すべきである．

炎症性疾患の超音波診断

超音波診断は"リウマチ専門医の聴診器 rheumatologist's extended finger"といわれている．これは骨格筋損傷や疾患の臨床的検査における役割を誇張した表現である．放射線被曝のリスクがないので何回でも検査を行うことができる．また従来のX線撮影よりも早期にびらん性変化を検知できることが証明されている．MRIはこの点と，超音波診断では不可能な患部を画像診断する機能に関して有効だと証明されているが（例：脊椎や仙腸関節），簡便性や費用面において制限がある．

超音波診断は次のような利用が可能である．

- 股関節や肩関節などの深部関節診断
- 臨床的症状がない軽度の滑膜炎の診断
- 腱鞘炎や皮下浮腫などによる腫脹と滑膜炎との鑑別
- 滑膜炎の量的評価
- 滑液肥大と滲出の鑑別を行い，吸引適応の判断を行う
- 治療目的の注射，吸引，生検などのガイド

超音波ガイド下の注射

超音波ガイドを用いる事で，異常が特定された部位に正確に注射を行うことができる．検査中は注射針の先端を確認できるため，1回の穿刺で滑液包や小関節，腱傍組織に正確に注射を行うことが可能である．膨張していない肩峰下腔の幅は2mm以下であるため，ガイドなしで正確な注射を行うことは困難である．ガイドなしで注射しているときにスキャンニングを行ってみると，注入時に抵抗がなかったにも関わらず，針先が筋肉や腱内にあることをしばしば経験する．

超音波ガイド下の注射のメリットは，そのスピードと簡便さ，および反応性のない部位へ何度も注射するのを回避できること，そして何よりも正確な運針である．しかしガイドなしでもガイド下でもそのメリットを証明する証拠はほとんど存在していない．それは今現在の研究テーマの1つである．

石灰沈着性腱炎 calcific tendinitis

石灰沈着性腱炎は，肩回旋筋腱板の棘上筋腱に最も多くに発生するが，どの腱にも発生しうる有痛性疾患である．度重なる外傷や遺伝的素因あるいは生化学的

障害などが関わっているとされているが，はっきりとした病因はわかっていない．石灰沈着はよくみられる所見で，その形成と吸収の過程において痛みを伴う．患者は全身の運動機能に影響を及ぼす重度の痛みを訴え，局所注射や抗炎症剤が効かないことが多い．この診断は見過ごされることが多く，疑わしければX線撮影や超音波で確認することが可能である．超音波診断は，痛みの原因が沈殿物であり，インピンジメントや腱板断裂でないことを確認するのに役立つ．自然に寛解するケースがみられる一方で，かなりの患者で症状が遷延し，治療が長期化することを考慮に入れなければならないであろう．

　鏡視下切除はその効果が証明されている治療法であるが，手術自体と麻酔に伴うリスクは避けられず，回復にも長期間を要する．

　経皮的治療が可能であり，超音波または蛍光透視下で20Gの針を2本挿入して沈殿物を穿刺する．これは局所麻酔下で行う耐性の高い治療方法である．複数回の穿刺を行った後に，粉砕された小片を取り除くために生理的食塩水を流し入れる．抜針前にステロイドとMarcain®を注入する．この行程に要する時間は15分ほどである．治療後24時間は症状の増悪をみるが，その後数日間に渡っては顕著な改善がみられる．局所充血が生じ，石灰性沈着物の吸収が促進するためと考えられている．他の治療法に抵抗性で，症状が何カ月も持続している患者の90％近くが，この方法で症状の改善をみたと報告されている（図10.22）．

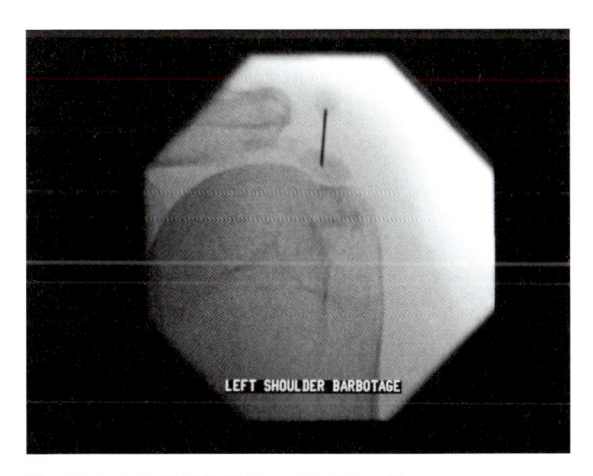

図10.22　石灰沈着性腱炎：バルボタージ

衝撃波療法

　体外衝撃波療法 extracorporeal shock wave lithotripsy（ESWL）は最も一般的に知られている砕石術であり，開発されて久しく，また腎臓結石の効果的な治療法として既に確立している．また骨および軟部組織疾患の治療法としても確立されており，以下のような症状の臨床的改善をもたらしてくれる．

- 骨偽関節
- 石灰沈着性腱炎
- テニス肘およびゴルフ肘
- 転子下滑液包炎
- 膝蓋骨腱炎
- アキレス腱炎
- 足底腱膜炎
- ペロニー症 Peyronie's disease

　ESWL は高エネルギーの超音波を利用して，超音波または X 線ガイド下に損傷を受けた腱に正確に焦点を定め，直接衝撃波を与える．その作用機序のすべてが明らかになっているわけではないが，局所充血反応を引き起し，細胞膜に影響を与え，痛覚受容器の閾値を変化させマイナスイオンを放出することによって治療効果を発揮すると考えられている．英国ではそれほど広く使用されてはいないが，米国や欧州本土では多くの経験が積まれている．副作用がないこと，非侵襲性であること，ステロイドを使用しないことなどが明らかな強みである．これらの施設から集められる豊富な研究結果および現在進行中の研究は実に心強い．現在の欧州のガイドラインでは，抗炎症剤や局所ステロイド注射，理学療法などの第一選択治療が無効であった腱障害への適応が推奨されている．

報告に関する教育的側面

　医師が複雑な画像診断，および現在行なわれているインターベンション技術のすべてに精通することは困難である．しかしそれを望む声があり，フィードバックもあり，そして一人一人の意見がやがて軟部組織障害の病理と生体力学を理解する共通の深い知見となる．このプロセスを通じて医師は臨床治療に自信をもち，保存的治療や注射の問題がなぜ改善されなかったのか理由があることを認識

するであろう．画像診断は医師にとっても役に立つ手段であり，患者にも医師にも満足のいく素早い診断と効果的な治療が可能になる．

リソースの問題

　画像診断法の有効性やその治療上の選択肢については地域によってさまざまであり，それぞれの地域で利用できるものを最大限に活用できるかどうかは医師次第である．プライマリケア医はセカンダリケアの提供者と良好な関係を構築し，セカンダリケアの提供者は患者と医師に最善の医療サービスを提供できるようにしなければならない．

まとめ

　超音波診断装置と MRI は筋骨格疾患の幅広い診断と治療に効果的に使用することができる．本章の例はすべてを網羅しているわけではないが，最も一般的な軟部組織異常の画像診断とガイド下治療の役割を解説するために選んだものである．画像診断は臨床診断と注射技術を補完するために使用することが可能であり，臨床医は軟部組織の診断と治療に更なる自信をもって臨むことができる．

参考文献

Blei CL et al (1986) Achilles tendon: ultrasound diagnosis of pathological conditions. *Radiology*. **159**: 765-7.
Bunker TD and Schranz PJ (1988) *Clinical Challenges in Orthopaedics: the shoulder*. Oxford University Press, Oxford.
Cunnanc G, Brophy DP and Gibney RG (1996) Diagnosis and treatment of heel pain in chronic inflammatory arthritis using ultrasound. *Semin Arthritis Rheum*. **25**: 383-9.
Da Cruz DJ et al (1988) Achilles paratenonitis: an evaluation of steroid injection. *Br J Sports Med*. **22**(2): 64-5.
Farin PU and Jaroma H (1995) Acute traumatic tears of the rotator cuff: value of sonography. *Radiology*. **197**(1): 269-73.
Farin PU, Jaroma H and Soimakallio S (1995) Rotator cuff calcifications: treatment with US-guided technique. *Radiology*. **195**: 841-3.
Farin PU, Rasanen H, Jaroma H and Harju A (1996) Rotator cuff calcifications: treatment with ultrasound-guided percutaneous needle aspiration and lavage. *Skeletal Radiol*. **25**: 551-4.

Gibbon WW *et al* (1999) Sonographic incidence of tendon microtears in athletes with chronic Achilles tendinosis. *Br J Sports Med.* **33**(2): 129-30.

Green S *et al* (2001) Interventions for shoulder pain. *Cochrane Database Syst Rev* (2): CD001156.

Hollister MS, Mack LA and Patten RM (1995) Association of sonographically detected subacromial/subdeltoid bursal effusion and intra-articular fluid with rotator cuff tear. *Am J Roentgenol.* **165**: 605-8.

Kane D, Greaney T, Bresnihan B *et al* (1998) Ultrasound guided injection of recalcitrant plantar fasciitis. *Ann Rheum Dis.* **57**(12): 749-50.

Loew M, Daecke W, Kusnierczak D *et al* (1999) Shock-wave therapy is effective for chronic tendinitis of the shoulder. *J Bone Joint Surg Br.* **81**(5): 863-7.

Manger B and Kalden J (1995) Joint and connective tissue ultrasonography: a rheumatological bedside procedure? *Arthritis Rheum.* **38**: 736-42.

Rompe JD, Burger R, Hopf C and Eysel P (1998) Shoulder function after extracorporal shock wave therapy for calcific tendinitis. *J Shoulder Elbow Surg.* **7**: 505-9.

Rompe JD, Rumler F, Hopf C *et al* (1995) Extracorporal shock wave therapy for calcifying tendinitis of the shoulder. *Clin Orthop.* **321**: 196-201.

第 11 章　私たちの哲学：身体は精神の鏡である

理学療法士：David MacLellan

　理学療法士の役割は，運動器の働きを正常に戻すことに，そして，立ったりしゃがんだりというような基礎的な動きであろうと，オリンピックレベルの投擲運動であろうと，患者の身体機能を正常に戻すことにある．

　この章の目的は，スポーツ理学療法と反復性運動器障害の定義を示すことにある．非常に広い分野だが，ここでは基本原理を提示しようと考えている．

理学療法の歴史

　英国では 1987 年に，理学療法士，治療体操指導者という 2 つの資格が統合された結果，多くの理学療法士は治療体操指導者として訓練を始め，その後公認の理学療法士の資格を得てきた．

　理学療法は医学・看護体系から生まれたものであり，治療体操は体育インストラクターが考案したもので，運動・訓練がその背景にある．2 つの訓練法を特徴とする学会が 1987 年に統合され，専門的には『公認理学療法士』という呼称が用いられることになった．

　理学療法士の世界においては，運動学やリハビリテーションを基盤とした教育が行われなかったため，代わりに電気療法に集中し，疾病に対する微細管理に焦点を当ててきたという話も出ている．

　理学療法士は，運動について，そして，それがどのように不適応になるのかについて，より広い視野を，もしくはホリスティックな視野をもっている．現在では，専門職としての理学療法士が，忘れられていたそのような考え方を復活させ，先導役を務めていると考えられている．「機能的なリハビリ」という用語は専門職に流行のフレーズの 1 つになっている．

理学療法の分野における有意義な研究の結果として，現在，エビデンスの基盤はより強固なものになっている．そして，それによって筋骨格系疾病の治療の重要性がとみに注目され始めている．

理学療法士は何をするのか？

個人診療の場合であれ，一般の保険診療の場合であれ，はたまたスポーツの現場であれ，理学療法士は患者の体験や同僚の療法士としての成長に密接に関わっていて，それこそが患者のために治療精神を形成し磨き上げていく源となるのである．

理学療法士はその分野の専門家である．さまざまな領域の専門家が集まった精力的なチームの一員として，評価し，診断し，治療し，働いている．

患者やアスリートの話に耳を傾けることが重要である．こちらが聞きたいことを的確に言葉にしてくれるとは限らないが，だいたいにおいて，どこが悪いのかは理学療法士に漠然と伝わるものだ．外傷性/亜急性/反復性のものであろうと，病理上の問題に基づくものであろうと．

- 患者やアスリートがどのように動くかを観察する．言葉では表わさなくとも非常に有益な手掛かりを得ることができるからである．
- 臨床テストに対し几帳面でいる．臨床テストの感度と特異度について確

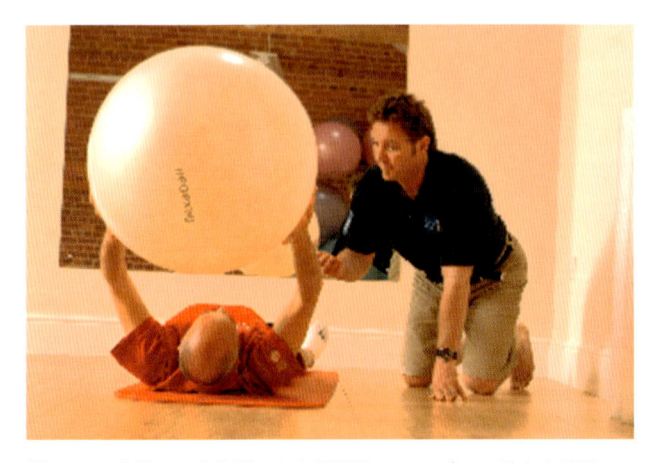

図 11.1 感覚の入力を増やした肩関節のリハビリ．重力介助法

認する努力をする．
- 診断を自ら行い，そして患者やアスリートが理解しやすいように，助言や情報を伝えるときは単純な言葉を使用する．

あなたや私のような人間とエリートスポーツマンとの大きな違いは，才能である．あなたも似たような立場にいることを覚えておいてほしい．あなたが正しい診断をし，患者が快方に向かったとしても，あなたがメダルを獲得できるわけではない．なぜだろうか？　私は，理学療法が指導者主導の職業であったことに関係しているという気がする．こんな言い方をすると，指導者となった人々を貶めているように聞こえるかもしれないが，決してそうではない．指導者というのは，実は，過去 10〜15 年以上にわたって，私たちを考えさせ，私たちに進む方向を示してくれた臨床医たちのことなのである．理学療法士という職業は現在急速な成長を遂げている．これによって，私たちの仕事の大部分が，臨床研究者の築いたエビデンスに基づいて行われる方向へ進んでいくように，私には思われる．

このことによって，私たちはより重い慢性的症状をもつ患者に生物・心理・社会的見地から対応できるようになった．これらの人々はしばしば治療非適応者となる．これは，痛みに起因するものかもしれない．患者は激痛と辛い体験に苦しみ，疼痛回避と恐怖に至り，最終的にはおそらく，身体的能力の低下と抑うつという結果になるのであろう．痛みの治療に適するものはなんでも評価し，正しく取り入れれば，運動制御が回復し，正常な機能が戻ってくるものである．もちろん，他の方法も使用される．少し例を挙げれば，冷却，電気療法，軟部組織マッサージ，関節のマニピュレーション，そして，運動などである．それらはすべて，病態または体調を考慮し最適な時期に行ってもらいたい．

私たちは，専門職として全体像をみることなく，局所の微細管理に集中し過ぎていたように感じる．といっても，微細構造が重要でないという意味ではない．

患者の足首関節の靭帯損傷が治癒したとしても，適応不全によって，その患者が非特異性腰痛に苦しむようになったら，治療した意味がない．だからこそ，著者および共著者の経験を本書の中で伝えておきたいと思う．

スポーツ外傷

スポーツ外傷における重要な要素は，他の人々がその状況を目撃しているとい

うことである．そのおかげで，捻挫であろうが，部分断裂であろうが，完全断裂であろうが，もっと重篤になっていようが，急性スポーツ外傷の即時のケアを早期に，そして適切に行うことができる．即時のケアは軟部組織への損傷をまさに最小限にとどめることができて，アスリートの治療とリハビリ期間を何日も，ときには何週間も短縮することができる．しかし，大部分の患者がこのような道筋をたどれるわけではない．

例：前距腓靱帯捻挫グレード I

　私たちはグレード I の足関節捻挫であれば歩くことができると決め込んでいることがある．それによって，かえって捻挫を悪化させているのではないだろうか？　母なる自然の応急手当ともいうべき，痛みと炎症という自然な反応に，私たちはまったく協力していないことになる．

　では次に，継続的な適応運動パターンについてみていこう．私たちは痛みに適応するのだろうか？　捻挫をすれば，ほとんどが痛みの程度に応じて，数日間は跛行する．しかしながら，これがさらに長く続く場合もあり，そのときには，運動パターンは適応性を失い始める．すなわち股関節や腰椎といった他の部位に負荷をかけ始める．捻挫した患者が 3 週間ほど経ったころに腰痛を訴えるのは珍しいことではない．

　スポーツに特異的な外傷においては，理学療法士は運動パターンが適応性を失うのを防ぐために全力を挙げるので，受傷後すぐの数時間が非常に重要になってくる．

　診療においては，体全体を通じて運動パターンの適応性を失った患者が数多く見受けられる．それは初回の外傷によることもあれば，反復性損傷の結果であることもある．

　これらの不適応パターンを予防して，正しい運動制御を得るためには，運動行動を理解して解釈実行することが重要である．その目的は，不適応パターンを形成し過度に継続させる痛みや滲出，腫脹または痙攣を軽減あるいは排除することにある．

- 運動制御は作業が遂行される道筋を表す．筋収縮のことではない．
- 運動あるいは姿勢の変化は運動制御が修正されたことを示している．
- 筋肉は，単一では作用しないものである．
- 作業を遂行するときには脳が働く．筋肉を収縮させるときではない．

- 脳は，作業の方向づけと練習によってその動きを学ぶ．

聞いて……見て……適切かつ簡単な方法で維持する

適応者と非適応者

運動制御の応答は，適応か不適応かのどちらかである．作業を遂行するためには，最大効率を発揮させることと，筋骨格系および身体の生理的プロセスを保護するという，両者間のバランスが保たれなければならない．

- 適応する運動制御：運動行動が疼痛を回避しているもの．
- 不適応である運動制御：作業が，筋骨格系および/または体の生理的プロセスを傷つける方法で遂行されるもの．不適応な運動制御/動き/認識行動は，疼痛性障害を誘発する．

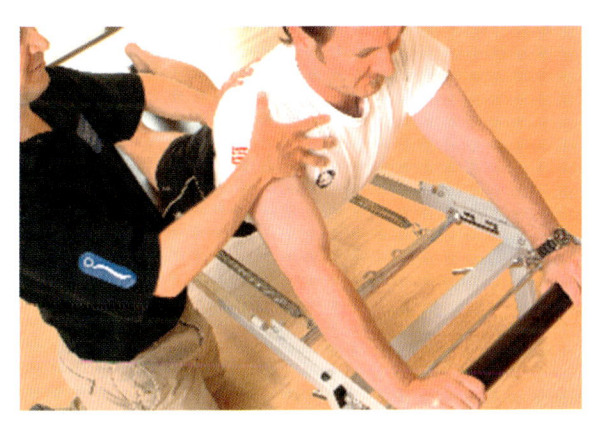

図 11.2 非適応者のための特異的運動パターン，ピラティスリフォーマ pilates reformer を使用した「脊椎伸展運動」

治療法

アイシング/寒冷療法

いくつかの最近の研究によると，アイシングは，4～6時間に渡って，30分ごとに10分間ずつ単肢全体あるいはその一部に行うことが望ましいとされている．私の診療では，Game Ready® という寒冷療法と圧迫を行うシステムを取り入れ

ている．圧力をかけられる外套を使用するもので，ポンプを使って，圧力および温度を維持しながら冷水を外傷周囲に循環させる仕組みである．私にとっては，これが炎症を制御するためのかけがえのない器具となっている．

徒手療法

有能な理学療法士なら誰でも，優秀な徒手技術と，触った感覚についての正確な認識力をもたなければならない（触診）．これこそ，他の専門職と理学療法士を区別するものである．触診は神経組織にも行うことができ，滲出や腫脹のある関節には，痛みを伴うが適切な圧をかけて行うこともある．

- **関節モビライゼーション法**：特定方向における関節の動きを補助するために，理学療法士が行う一連の特定介助運動．これらの運動は 1 から 4 までの等級に分けされる．1 はわずかに動く程度で，4 は全可動範囲を動くことができる場合である．
- **関節徒手整復法**：最終レベル（グレード 5）では，理学療法士は十分な矯正を行うために，特に患者の体位に配慮する必要がある．ポジション取りがよければ，大きな力を必要としない．必要とされるのは優秀な技術だけである．
- **軟部組織マッサージとモビライゼーション**：これは，受傷部位周辺で影響を受けた軟部組織の洗浄を意味している．ケアプロセスの非常に初期に行うことができ，わずかな圧をかけて静脈還流を補助し，組織損傷の初期段階で起る腫脹を減らすために行われる．しかし，瘢痕組織を壊すために用いられる場合には，非常に強力な力を要するテクニックもある．これらは相当な痛みを伴うであろう．

超音波治療

この方法は損傷の 72 時間後から使用することができ，細胞レベルで軟組織の微細修復を助ける．

電気治療

軟部組織修復を補助し，炎症を減らすという触れこみの電気療法には多くの種類がある．その大部分がそれぞれに役割りをもっているが，テクニックを詳細に論じていけば，多分それだけで 1 つの章ができてしまうだろう．

鍼治療

　この古代からある療法は，広く多様な患者層の治療に非常に役立つツールである．実に驚くべき結果をもたらすことがあり，痙攣や局所の非特異性疼痛に対しては，特に効果を発揮する．

運動のパターン化

　これは，まず最初に評価で始まり，理学療法士が患者とより多くの時間を過ごすにつれてより明瞭になる．例えば，一般的な姿勢のアドバイスから始まり，本人が関係した仕事またはスポーツに特有の運動パターンで終わるといった場合も見受けられる．

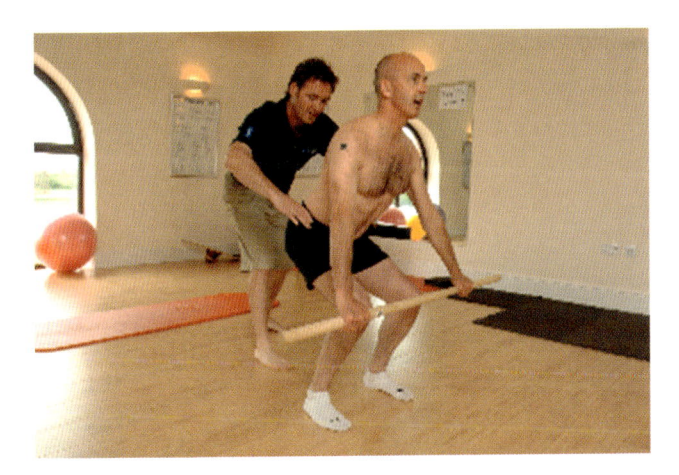

図 11.3　リハビリの初期の段階における機能運動のパターン化（低負荷）

機能的リハビリテーション

　患者が復帰したいと願っている活動はなんであろうか．テニス？　ガーデニング？　それとも仕事？　あなたは患者が一度落ちた階段を再び安全に昇ることができるプログラムを考案しているだろうか．あるいは，ラグビーのフライハーフポジションの患者が，グレード 2 の前距腓靱帯（ATFL）損傷を受傷した 3 週後

にボールを蹴るのが可能なことを保証しているだろうか？

　機能的なリハビリテーションのために役立つ補助具は無数にある．例えば，ウォブルボード，抵抗体バンドなど．弱った組織，あるいは損傷した組織に過負荷をかけることなく患者に十分な入力を行うことが，理学療法士の課題である．これには，認知された正常運動についての理解と多くの経験に裏付けされた，修復と治癒の段階のスマートな臨床的理由付けと評価が必要となる．臨床の範囲内で使用することができる最善で最も認知された機能的ツールの1つは，ピラティスである．

臨床のピラティス

　通常のピラティス pilates との大きな違いは，臨床医が主導しているということである．故に，臨床医のほうで病理学と正しい運動の方向を理解することが患者のために不可欠である．

　その基礎はよく研究されている．それはいくつかの長期の不適応運動パターンを解明するのに用いられて，運動の効果と制御を回復するのを助けている．

　専門家の中で，臨床ピラティス分野のリーダーである熟練した熱心な開業医のグループがある．多くの例において，患者は数年の間，ときにレジャーとしてピラティスを実践してきた．しかし，運動の特異性の解釈が誤りであったり，特定の筋肉群が過度に使用されていることがわかっている．

注射療法

　ますます多くの理学療法士が臨床的に注射療法を行うようになっている[†]．しかしながら，本書は筋骨格系の注射技術をテーマにしているので，ここで議論する必要はないだろう．［訳者注：我が国では理学療法士が注射することは認められていない］

医療の現場で同僚とどのように話し合い，何を求めていくのか？

　私たちは診療において，プライマリケア医や顧問医と緊密に連携して働いている．彼らは前向きな考え方をし，私たちの考えと診療を快く思っている．患者のために喜んで協力してくれる．

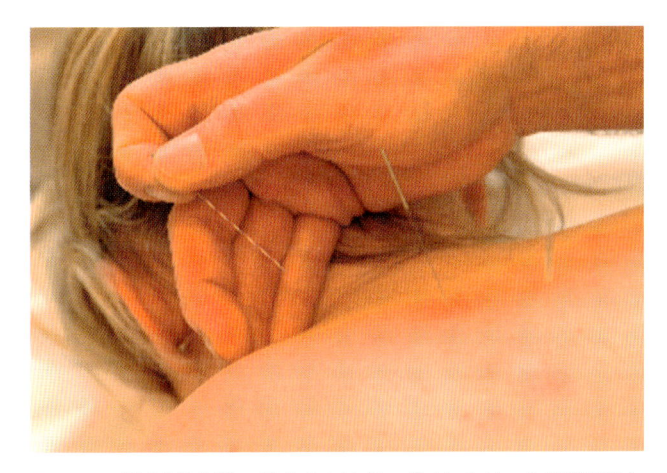

図 11.4　過活動筋組織に対するトリガーポイント鍼．上部僧帽筋と肩甲挙筋

理学療法士は，主に2つの異なったグループによって利用される．
- 軟部組織捻挫や挫傷をした場合の最初の寄航地として
- または，専門医からの紹介先として．この場合は，一般開業医あるいは他のヘルスケア専門医からの可能性が高い．

第1のグループは，一般的に直接やって来る．応急手当による自己投与を除いて，どんな検査や処置，または投薬を受けることなくである．彼らは介入を必要としないかもしれない．まず診察をして，さらなる検査が必要な場合は，臨床診断を確認する補助となる超音波や核磁気共鳴映像法（MRI），またはX線検査を行ってもらうために，地域の筋骨格放射線科医に紹介する．この専門医からのフィードバックは重要である．これは長年の信用に基づいていて，私達の臨床的発展の一部を担っている．共著者がかつて言ったように，『私たちが，扱うのは患者であってMRIではない』のである．

第2のグループは，一般にX線，MRIのフィルムあるいはCDをもってやって来る．そのフィルムやCDに問題解決の答えがあることを期待しつつ．理学療法士が患者とその症状に何が関連するかについて理解するためには，できるだけ多くの情報を得ることが重要である．そして，時間の多くはしばしば初診に費やされる．私たちはその中で，患者が治療の旅の最中に収集したすべての理解と誤解をときほぐしていくのである．

臨床例

典型的な例を挙げると，テニス肘（上腕骨橈側上顆炎）と診断されて，私たちのところへ来た患者がいる．

私が推察するに，直接あるいは紹介されて来院した 10 例の患者のうち，2 例は真のテニス肘ではない．なぜなら，伸筋側起始部周辺に苦痛があるだけで，他の徴候はない．彼らに共通しているのは以下のような点である．肘外側周辺に痛みを訴える．それは 3，4 週続いていて，ある反復運動の後に現れたという．医師を受診しておらず，非ステロイド性抗炎鎮痛薬（NSAID）または他の鎮痛剤を服用していた．痛みがあって日常生活に支障を来しているためやってきたのだ．こうした患者の場合は，頸椎から手首と手部にいたるまで丹念に診察する．神経由来の関節痛や筋膜性関連痛であるかどうかを見極めるためである．それらでなければ，たいてい真のテニス肘である．

一般に使われる治療の方法は，以下の通りである．

- 超音波
- 軟部組織マッサージ
- 特定の筋ストレッチング

この段階では，痛みを和らげて，引き続き理学療法を可能にするために注射療法が良好な症例もある．患者にとって良好な結果を出すために，非常に有効で協同的な医学管理を行うことが重要となるのがこの時期である．

第 2 の症例は，発症時期がはっきりしないという点においては似たような症例である．

この患者の場合は，さまざまなポイントあるいは領域の痛みを訴えることから始まる．一旦これら痛みの領域を身体図に記録していくと，これが C5〜C8 の皮節にそった，あるいはその一部の痛みであることがわかってきて，典型的なテニス肘ではないことが明瞭になる．これらの痛みは漠然としていることもあれば，はっきりしていることもあり，一般にその部位と強さが頻繁な変化を示す．僧帽筋の上方線維，肩甲挙筋と堅い小胸筋周辺に，筋肉の過剰活動が認められる．しばしば第一肋骨の上方化が認められ，神経刺激試験または触診に患者は敏感に反応する．

こうした患者は，職業関連の上肢疾患の群として診断される場合が多い．この種の症状は治療が非常に難しいため，生物・心理・社会的見地からじっくり向き

合っていく必要があるかもしれない．治療法と，それに関わる臨床医という両方の点から，多面的なアプローチがなされるべきである．

将来

　この章では，軟部組織疾患における理学療法の役割を概説した．ここで扱う領域は広範囲であると強調したい．しかし，理学療法というさほど謎めいているわけではない分野において，その情報が幾人かの臨床医に伝われば幸いである．

　私たちは，診療において時間があり意欲的な患者もいることを，幸せだと感じている．これこそ大部分の患者が必要とするものであるが，今まで必ずしもそれらを経験したというものではない．

　私たちの職業には常に挑戦が必要とされている．そこで，筋骨格系の研究と治療において世界の最前線にとどまるつもりであるなら，私たちの診療にも，同じく挑戦が必要である．

参考文献

Brown C（2009）Mazes, conflict, and paradox: tools for understanding chronic pain. *Pain Pract.* **9**（3）: 235-43

Leeuw M *et al*（2007）The fear-avoidance model of musculoskeletal pain: current state of scientific evidence. *J Behav Med.* **30**（1）: 77-94.

Moseley L（2008）Pain, brain imaging and physiotherapy – opportunity is knocking. *Man Ther.* **13**: 475-7.

O'Sullivan PB, Beales D（2007）Classification of pelvic girdle pain disorders. Part 1 with a mechanism based approach within a biopsychosocial framework. *Man Ther.* **12**（2）: 86-97.

索　引

あ

アイシング　102
アキレス腱　70
アキレス腱損傷　89
アキレス腱の断裂　67
アキレス腱滑液包炎　90
足関節　68

い

イメージング　77
インピンジメント症候群　1, 15
インフォームドコンセント　10

お

横足根関節　67

か

外側靱帯捻挫　67
外側上顆炎　43
核磁気共鳴映像法　77, 82
画像診断　77, 83
肩関節周囲炎　18
肩関節リウマチ　81
滑膜炎　78
関節液貯留　60
関節液の所見　63
関節徒手整復法　104
関節内補充療法　61
関節内補充療法の副作用　62
関節モビライゼーション法　104
関節リウマチ　31

き

棘下筋腱炎　18
棘下筋腱炎　20
局所感染症　4
局所麻酔薬　6
棘上筋　85
棘上筋腱炎　18, 19

け

頸胸椎椎間関節病変　75
結晶性滑膜炎　60
腱炎　1, 78
肩甲下筋腱炎　18, 20
肩甲上腕関節　16
肩鎖関節　17, 26
肩手症候群　15
腱症　78
腱障害　78
腱板関節症　81
腱板断裂　84
肩部痛　2
肩峰下滑液包炎　22
腱傍組織　78
腱傍組織炎　78

こ

後脛骨腱炎　72
五十肩　1, 16, 85
ゴルフ肘　44, 47

し

指節間関節　34
膝蓋前滑液包炎　60

膝蓋跳動　60
膝関節　60
脂肪萎縮症　12
手根管症候群　31, 34, 37
衝撃波療法　96
踵骨棘　81
踵骨痛　70
上腕関節窩の不安定性　1
上腕二頭筋腱炎　14
ショパール関節　67, 68
人工関節全置換術　61

す
ステロイド薬の禁忌　7
ステロイド薬の選択　6
スポーツ外傷　101

せ
正中神経　34
石灰沈着性腱炎　94
穿刺　64

そ
足関節　67
足関節の捻挫　69
足根管症候群　68, 72
足底腱膜　91
足底腱膜炎　68, 70

た
大腿骨転子部滑液包炎　52
大転子疼痛症候群　52

ち
知覚異常性大腿痛　56
中手指節間関節　34
肘頭部滑液包炎　48
超音波　80
超音波ガイド　94
超音波技術　77
超音波診断法　82

超音波治療　104
腸脛靱帯炎　58
腸脛靱帯摩擦症候群　58
腸恥滑液包炎　54, 55

つ
椎間関節　75

て
ティネル試験　35
デキサメタゾン　6
テニス肘　43, 45, 108
電気治療　104

と
ドゥ・ケルヴァンの腱鞘滑膜炎　38, 39
ドゥ・ケルヴァン病　31
徒手療法　104
トリアムシノロン　3
トリアムシノロンアセトニド　62
トリガーポイント　75

な
内側上顆炎　44

に
二頭筋腱炎　18, 20, 24
二頭筋長頭腱　17

ね
捻挫　102

は
ハイドロキシアパタイト　22
ハグランド病　90
ばね指　32, 40
パラテノン炎　91
鍼治療　105
パンコースト腫瘍　15
反射性交感神経性異栄養症　15
パンプス瘤　89

索　　引 **113**

ひ

ヒアルロン酸　　61, 62
　膝　　93
ヒドロコルチゾン　　6
皮膚の色素脱失　　12
病歴　　4

ふ

ピラティス　　106
ファーレン試験　　35
副作用　　10

へ

ベーカー嚢胞　　60
ヘバーデン結節　　31
ペロニー症　　96
変形性関節症　　14, 31, 60, 61
変形性膝関節症　　64

ほ

母指 CM 関節　　32
母指の腱鞘滑膜炎　　31

め

メチルプレドニゾロン　　6

や

ヤーガソンテスト　　24

ゆ

有痛弧徴候　　18
癒着性関節包炎　　1

り

リウマチ性疾患　　1
リウマチ性多発筋痛症　　16
理学療法士　　99
離断性骨軟骨症　　60
リハビリテーション　　105
リポジストロフィー　　12, 48

a〜x

adhesive capsulitis　　1
ankle sprain　　69

bicipital tendinitis　　24

calcific tendinitis　　94
carpal tunnel syndrome　　31, 34
CM 関節　　32

de Quelvain's disease　　31
de Quervain's tenosynovitis　　38

EBM　　2
ESWL　　96
extracorporeal shockwave lithotripsy　　96

frozen shoulder　　1

glenohumeral instability　　1
golfer's elbow　　44
greater trochanter pain syndrome　　52
GTPS　　52

Haglund's disease　　90

iliotibial band friction syndrome　　58
impingement　　1
IP 関節　　34
ischiogluteal bursitis　　54

lateral ligament sprain　　67

meralgia paraesthetica　　56
MP 関節　　34
MRI　　77, 80, 82

olecranon bursitis　　48
osteoarthritis　　31

painful arc 18
painful heel 70
paratenon 78
paratenonitis 78
Peyronie's disease 96
Phalen's test 35
plantar fasciitis 68, 70
posterior tibial tendinitis 72
pump-bump 90

rheumatoid arthritis 31

synovitis 78

tarsal tunnel syndrome 72
tendihitis 1, 78
tendinopathy 78
tendinosis 78
tennis elbow 43
tenosynovitis of the thunb 31
tinel's test 35
torsal tunnel syndrome 68
trigger finger 32, 40
trochanteric bursitis 52

X線 80

訳　者

柴　伸昌
東京警察病院整形外科部長
中島敦夫
東京警察病院リウマチ科部長
山﨑隆史
東京警察病院麻酔科部長

関節・軟部組織注射マニュアル
基本テクニックと診断　原書5版

平成25年2月28日　発　行

訳　者　　柴　　　伸　　昌
　　　　　中　島　敦　夫
　　　　　山　﨑　隆　史

発行者　　池　田　和　博

発行所　**丸善出版株式会社**
〒101-0051 東京都千代田区神田神保町二丁目17番
編集：電話(03)3512-3261／FAX(03)3512-3272
営業：電話(03)3512-3256／FAX(03)3512-3270
http://pub.maruzen.co.jp/

Ⓒ Nobumasa Shiba, Atsuo Nakajima, Takashi Yamasaki, 2013

組版印刷・中央印刷株式会社／製本・株式会社 星共社

ISBN 978-4-621-08643-8 C 3047　　　Printed in Japan

本書の無断複写は著作権法上での例外を除き禁じられています。